AF319829

DE LA

SUTURE INTRADERMIQUE

(Suture celluleuse ou sous-cutanée de Chassaignac)

> Si la playe a besoin de cousture, faut la faire à fin que les cicatrices ne demeurent laides ; il y en a qui craignent tel accident et principalement les belles damoiselles.
>
> GUY DE CHAULIAC.

PAR

Le Docteur Joseph DAURAND

(Trois Similigravures hors texte)

LYON

IMPRIMERIE DES FACULTÉS

20, rue Cavenne, 20

———

1896

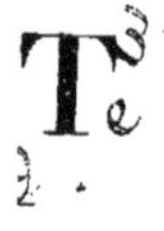

DE LA

SUTURE INTRADERMIQUE

(Suture celluleuse ou sous-cutanée de Chassaignac)

> Si la playe a besoin de cousture, faut la faire à fin que les cicatrices ne demeurent laides ; il y en a qui craignent tel accident et principalement les belles damoiselles.
>
> GUY DE CHAULIAC.

PAR

Le Docteur Joseph DAURAND

LYON

IMPRIMERIE DES FACULTÉS

20, rue Cavenne, 20

1896

A mes Parents

AVANT-PROPOS

« Les chirurgiens se sont occupés avec tant de
« persévérance de l'étude des sutures comme moyen
« de réunion des plaies, qu'il est difficile d'innover
« aujourd'hui en cette matière. L'on peut même se
« demander si les inventions dont l'idée a pu échap-
« per jusqu'à ce moment aux esprits inventifs qui se
« sont livrés à des investigations sur ce point, sont
« autre chose que des imitations plus ou moins heu-
« reuses de ce qui a été fait antérieurement, ou bien
« que des procédés défectueux que les inventeurs ont
« dédaigné de faire connaître, non pas qu'ils n'en
« eussent eu l'idée, mais uniquement parce qu'ils ne
« les ont pas jugé dignes d'occuper une place dans
« la pratique de l'art. »

Ces lignes si ironiques que Chassaignac (¹) écrivait
en 1851, ont conservé encore aujourd'hui toute leur
saveur. Elles servent d'introduction à un travail de
l'illustre chirurgien sur un « nouveau » procédé de
suture qu'il appelle « suture celluleuse ou sous-cutanée ». C'est uniquement un changement d'étiquette
qui la distingue de celle dont nous entreprenons
l'étude.

Cette suture intradermique présentée dans les
journaux anglais et américains comme un des
derniers produits de l'esprit inventif des chirurgiens est en somme un vieux, très vieux procédé que
Chassaignac exécuta et essaya de vulgariser, ainsi
que nous l'avons établi par nos recherches biblio-
graphiques (²).

Ce petit fait est un nouvel exemple de ce qui se
passe en médecine où l'on assiste fréquemment à
d'heureuses ou d'habiles résurrections. N'est-ce pas le
péché mignon de quelques chirurgiens de dater de
leur génération tous les progrès de leur art, comme
si la chirurgie devait échapper à la grande loi du
recommencement perpétuel ! On a dit, et c'est devenu
un lieu commun, la pensée humaine est condamnée
à émettre toujours les mêmes idées dont seules les
formules changent. C'est ainsi qu'un chirurgien de
ce temps a pu soutenir, en se basant sur des exa-

---

(1) Chassaignac. Un nouveau mode de suture : suture celluleuse ou sous-cutanée. Bulletin de thérapeutique, 1851.

(2) Bérard. Un point - d'histoire chirurgicale. De la suture intradermique,
suture de Chassaignac, Bul. médical, juin 1896.

mens de momies, que les Egyptiens avaient été nos maîtres en chirurgie — affirmation peut-être un peu paradoxale...

Ici, d'ailleurs, ce sont des étrangers qui nous ont rendu la suture sous-cutanée, et lui ont fait traverser l'Océan, non sans l'avoir estampillée.

Néanmoins, les chirurgiens qui l'ont remise en honneur dans notre pays ont rendu un réel service aux malades, car elle méritait mieux que l'oubli profond dans lequel elle était tombée. M. le professeur Poncet l'a introduite à Lyon, il y a deux ans, à la suite d'une communication de M. Pozzi, sur le même sujet. M. Poncet, encouragé par les bons résultats obtenus, n'a cessé de la recommander et de la pratiquer dans les cas déterminés.

Que la suture intradermique soit restée oubliée pendant près de cinquante ans, il n'y a là rien d'exraordinaire si l'on songe que depuis l'inventeur de l'écraseur linéaire, il s'est opéré quelque changement en chirurgie. Les complications inflammatoires ne permettaient guère autrefois à l'opérateur de s'occuper beaucoup de l'esthétique. Il n'intervenait que dans les cas d'absolue nécessité, et comme la vie du malade était toujours en suspens, la question des dimensions de la cicatrice et de ses effets plus ou moins disgracieux, restait au second plan.

Ainsi la suture intradermique a subi le sort de beaucoup d'actes chirurgicaux d'importance inégale : elle a pu entrer dans la pratique seulement le jour où avec les méthodes chirurgicales les chirurgiens ont pu soustraire leurs plaies à l'infection.

Il ne s'agit plus seulement de l'éternelle question de la réunion par seconde ou première intention, mais suivant l'expression de M. Poncet, d'une *réunion par première intention idéale*.

Aujourd'hui, plus que jamais, aucun chirurgien ne reste indifférent aux craintes qu'inspirent aux malades la possibilité de cicatrices étendues et indébiles. Eh bien, l'emploi de la suture intradermique nous permettra de rassurer nos clients et surtout nos clientes. Nous pourrons leur promettre une cicatrice exactement linéaire, le plus souvent imperceptible quelques jours après la réunion, en tous cas allant en s'effaçant tous les jours. La suture à points métalliques séparés (la plus employée à Lyon) ne peut être comparée sous ce rapport à la suture intradermique, puisqu'elle laisse une trace très apparente dessinant une échelle de perroquet.

Certes le résultat esthétique n'est pas indigne de l'attention des chirurgiens. L'illustre Tripier se félicitait bien plus d'un bon résultat autoplastique que de telle opération à la technique difficultueuse ou savante.

Assurément beaucoup de malades reculent devant une utile intervention, hantés par une difformité post opératoire, plus ou moins considérable.

Et ceci n'est pas exclusivement sensible chez la femme. A l'âge où les préoccupations du mariage accaparent toutes les pensées — « à l'âge de la coquetterie » comme on l'a dit — les jeunes gens même sont nombreux, qui viennent demander les secours de l'Art pour être débarrassés d'un bec de lièvre, par exemple. C'est aussi le moment où l'on songe à se faire opérer de ces difformités cachées, que seule l'alcôve connaîtrait. Néanmoins, la suture intradermique sera surtout pratiquée chez les jeunes femmes, elles, dont on peut dire — leur appliquant le joli mot d'un contemporain — que « leur fonction est d'être à tous comme une œuvre d'art ».

Les résultats esthétiques (et ils sont considérables comme le prouvent nos reproductions de photographies) justifieraient à eux seuls cette étude.

Nous ne l'avons envisagée que pour les plaies aseptiques. Si la plaie est infectée et si elle suppure, peu importe, en effet, le mode de réunion des bords cutanés ; dans ce cas-là, l'emploi de la suture intradermique serait non seulement inutile mais dangereux.

Aujourd'hui la question de réunion des plaies aseptiques est complètement tranchée et l'on ne peut plus discuter que sur cette réunion plus où moins totale avec ou sans drainage.

Elevé à l'école du libre écoulement des plaies, dont M. Poncet se préoccupe après toutes ses opérations sanglantes, nous pensons qu'en règle générale et après toute opération un peu sérieuse, le drainage des tissus cruentés dans les points les plus déclives est nécessaire. Ce drainage du reste provisoire, d'une durée de vingt-quatre à quarante-huit heures au maximum, ne compromet pas notablement le résultat esthétique de la suture intradermique, si, comme nous l'avons vu faire souvent, un fil d'attente vient rapprocher les bords de l'orifice cutané immédiatement après l'ablation du drain.

Notre étude de la suture intradermique comprend cinq parties :

Dans la première, en faisant rapidement l'historique de la suture, nous rapprochons du procédé de Chassaignac, ceux qui permettent d'obtenir une cicatrice linéaire plus ou moins apparente.

Dans le second chapitre nous décrivons la technique, avec les modifications que certains chirurgiens y ont apportées.

Le troisième est l'étude clinique ; il renferme les faits que nous avons recueillis avec les résultats récents et éloignés. Nous avons réuni vingt-quatre observations, grâce à la bonté de M. le professeur Poncet, qui nous a permis de puiser librement dans la riche collection de la clinique. Nous aurions pu assurément les multiplier encore, mais ce nombre est plus que suffisant pour établir les avantages de la suture intradermique.

Ceux-ci et les indications qui en découlent, font l'objet de la quatrième partie.

Enfin les conclusions.

C'est pour nous une très grande joie de pouvois remercier ici même nos maîtres et tous ceux qui, au cours de nos études médicales, nous ont témoigné leur sollicitude ou leur affection.

Nous avons eu le bonheur d'être attaché comme externe à la clinique de M. le professeur Poncet, et nous avons tâché de profiter de son magistral enseignement qui nous sera précieux en maintes occasions. Aujourd'hui, en acceptant la présidence de notre thèse dont il nous a inspiré le sujet, il nous

donne de nouveaux témoignages de sa large bienveillance auprès de laquelle les remerciements les
plus sincères sont bien peu de chose.

Depuis le jour où nous avons eu l'honneur d'être
externe de M. le professeur Teissier, ce maître n'a
cessé de nous entourer d'une sollicitude vraiment
paternelle. Il ne lui a pas suffi de nous instruire
par ses entretiens cliniques au lit du malade, il nous
a toujours réservé aussi un accueil cordial et bien-
veillant pour lequel nous ne savons comment lui
exprimer notre reconnaissance. M. le professeur
Teissier nous aura aussi appris tout ce que le pra-
ticien doit faire pour acquérir la confiance et même
l'affection de ses malades.

Nous avons été honoré des fonctions de secrétaire
dans le service de M. Pollosson : son enseignement
clinique et technique nous sera un guide sûr.

M. Rollet, professeur agrégé, ne nous a pas ménagé
ses bons conseils pour la confection de cette thèse ;
il nous a communiqué avec la plus grande libéralité
ses observations et ses photographies. Nous l'en remercions tout particulièrement.

Notre externat nous a permis de bénéficier, à
la Croix-Rousse, de la science laryngologique de
M. Garel, médecin des Hôpitaux. Il ne nous man-
quera pas d'occasions dans notre pratique médicale où nous aurons à nous souvenir de ses bonnes
leçons.

Dans ses suppléances médicales à l'Hôtel-Dieu,
M. le professeur agrégé Devic nous a traité familiè-
rement. Nous lui adressons tous nos remerciements

pour nous avoir fait profiter si souvent de son érudition et de son expérience clinique.

Nous ne saurions oublier M. le Dr Mondan, chef de laboratoire, qui nous a donné plus d'une fois la mesure de son amitié.

Ce n'est pas sans plaisir que nous saisissons l'occasion de remercier MM. les Drs L. et R. Urdy d'avoir resserré les liens qui les unisssent depuis tant d'années à notre famille, en nous suivant avec intérêt à travers toutes les étapes que nous avons parcourues en médecine, et en nous prodiguant de précieuses marques de bienveillance.

Pendant l'année d'internat passée à Oran, nous avons pu apprécier la bonté de M. Gugliemi, médecin traitant à l'hôpital civil. C'est grâce à son extrême complaisance que nous avons eu dans son service chirurgical la plus grande initiative. Nous aurions voulu pouvoir séjourner plus longtemps en Algérie et profiter davantage de sa vieille expérience.

CHAPITRE PREMIER

HISTORIQUE

Etymologiquement, la suture (de suo, je couds) est une opération destinée à coudre les lèvres d'une plaie pour en obtenir la réunion. En adoptant une définition plus large, sont considérées aussi comme sutures tous les procédés qui consistent à tenir accolés les bords d'une plaie accidentelle ou opératoire.

La suture est aussi vieille que la chirurgie, c'est-à-dire que l'humanité elle-même. On ne l'employa pas toujours dans le même but : ainsi pour les chirurgiens de l'antiquité, c'était surtout un moyen hémostatique. D'ailleurs comme toute chose, elle a été tour à tour louée et blâmée.

Dans l'antiquité (¹), elle a été tenue en grand honneur par les Pères de la médecine. Hippocrate déjà l'employait. Celse dit qu'après avoir arrêté le sang et bien nettoyé la plaie, l'indication à remplir est la réunion. Si la plaie occupe une partie molle, il propose de la réunir par la suture ; mais si la plaie est dans les chairs, si elle est fort béante, et qu'on ne puisse en rapprocher les bords, alors il veut qu'on ait recours aux boucles, connues des Grecs sous le nom d'anktères. Il donne en outre des règles fort sages pour l'application de ces moyens, et dit même que la suture ou la boucle n'est utile qu'autant que les lèvres de la plaie se sont rapprochées d'elles-mêmes et sans violence.

Galien, Oribase, Paul d'Egine, etc., ne font que suivre les préceptes de Celse et n'ont rien innové à cet égard.

Guy de Chauliac entre dans des détails assez minutieux sur la suture à points séparés, l'entortillée, les sutures sèches.

Fabrice d'Aquapendente fixe les conditions que doivent remplir les sutures, le temps qu'elles doivent rester en place ; en même temps, il entrevoit l'utilité des sutures métalliques. Ambroise Paré décrit quelques nouvelles sutures, la suture du pelletier, pour la plaie des intestins, la gastroraphie pour les plaies de l'abdomen, conseille le premier la suture du périnée dans le cas de déchirure.

---

(1) De la suture et de ses divers procédés. (Th. de Montpellier, 1875).

Aux xvie et xviie siècles, les divers procédés de suture eurent une très grande vogue ; les chirurgiens en firent un tel abus qu'une réaction absolument naturelle survint au xviiie siècle. C'est l'époque où on accuse les sutures de tous les maux.

Ecoutons plutôt Paracelse : « La nature, qui procède à la guérison d'une manière douce et exempte de douleur, a horreur d'être en les mains de ces barbares qui causent les plaies ; la suture est étrangère à l'art ; c'est une cause de douleur, d'inflammation et d'accident ». (1)

On reprochait déjà aux divers procédés employés de favoriser la production d'un bourrelet dur qui persiste longtemps et constitue une véritable difformité. Aussi Pibrac, un des plus acharnés (son mémoire est resté célèbre), Louis utilisaient-ils presque exclusivement des bandages appropriés au rapprochement des lèvres de la plaie.

Une nouvelle réaction ne pouvait manquer de se produire. En France, les chirurgiens militaires de ce temps (1792 à 1814) s'insurgèrent les premiers contre l'injuste discrédit dans lequel les sutures étaient tombées, et « les remirent en honneur pour la réunion des grandes plaies produites par les coups de sabre de cavalerie, et dont les agglutinatifs et les bandages unissants n'auraient jamais pu rapprocher les bords ».

Mais ce ne fut que plus tard, et grâce aux beaux travaux de Delpech et à ceux de Roux, etc.,

---

(1) Cucuel. D'un nouveau moyen de suture. Gazette médicale de Strasbourg, 1854.

qui faisaient connaître les avantages de la réunion immédiate, que la suture reprit peu à peu dans la chirurgie le rang auquel elle avait droit.

L'ère antiseptique a permis de tenter très facilement la réunion immédiate, en tous cas d'en fixer les indications. Néanmoins, si on comprend toute l'utilité de la suture, on sait cependant qu'elle n'est pas exempte d'inconvénients. Quelques-uns ont disparu, comme « celui de ne se prêter en aucune façon au gonflement inflammatoire qui accompagne toujours les lésions de continuité, de produire la suppuration du trajet qu'elles parcourent dans la chair »; mais il en est d'autres que la plupart des procédés n'évitent guère même aujourd'hui (1) « celui de déchirer souvent la peau et de laisser à leur suite des cicatrices étoilées, plus vicieuses et plus difformes que celles de la plaie même qu'elles avaient pour but de réunir ».

Aussi ne faut-il pas s'étonner que dans le courant de ce siècle, on ait préconisé des sutures plus ou moins compliquées, plus ou moins pratiques, destinées non seulement à diminuer les accidents inflammatoires, mais aussi à obtenir une cicatrice moins perceptible et plus linéaire.

Parmi tous, les bandelettes de diachylon constituent peut-être le plus vieux de ces procédés ; tour à tour reprises, puis abandonnées par un grand nombre de chirurgiens (tout dernièrement par Kendal Franks

---

(1) Cucuel. Gazette de Strasbourg, 1854.

lui-même), leurs inconvénients sont très grands :
elles exigent une large surface pour avoir un appui
solide, se relâchent facilement par la chaleur, irritent
souvent la plaie par leur action chimique. Il faut
les renouveler à chaque pansement, et cette manœuvre
douloureuse tiraille et déchire une cicatrice encore
faible.

Tous les agglutinatifs, le taffetas anglais, le collodion, les divers emplâtres ont été employés dans le
même but. Ce qui empêcherait aujourd'hui d'avoir
recours à ces divers moyens, c'est l'impossibilité de
conserver à ces substances leur pouvoir agglutinant,
en les rendant aseptiques.

La suture élastique, (1) plus ou moins modifiée, a
rencontré d'ardents partisans. Rigal (de Gaillac), en
1849, s'en attribua la priorité. Il employait de minces
lanières de caoutchouc d'une largeur de un centimètre sur cinq ou six centimètres de longueur et
des épingles à insectes : une seule lanière suffit pour
chaque épingle.

Avant de placer les épingles, on fait passer à chacune une bandelette à quelques millimètres de son
extrémité. Les épingles en place, on saisit l'extrémité
libre de la bandelette, qu'on allonge afin de graduer
la constriction qu'on veut qu'elle exerce, et on marque
le point qui correspond au point de sortie de l'épingle ; on tend davantage la bandelette, dont on engage
le point marqué à travers la pointe de l'épingle. La

---

(1) Bulletin de la Société de chirurgie de Paris. 2 vol. 1851-52.

bandelette se raccourcit alors en vertu de son élasticité.

« Pour éviter les stigmates toujours fâcheux du visage, il m'arrive souvent, dit Rigal, d'enlever les premiers points et d'en passer de nouveaux. Les sœurs de l'hôpital de Gaillac appellent cela *poser des épingles de sûreté* ».

Ce procédé est très simple et très rapide à exécuter, mais la traction du caoutchouc est difficile à mesurer.

Degine (¹) a remplacé, dans la suture de Rigal, les épingles par des bandelettes agglutinatives. Deux bandes adhésives sont suffisantes. Elles sont reliées à des anneaux en caoutchouc par des ouvertures pratiquées près de leur bord libre. Les anneaux sont maintenus en place au moyen de deux petites chevilles en bois, en caoutchouc, placées sur la face externe des bandes.

Degine prétend, d'après ses succès obtenus sur le cheval, que ce procédé rendrait des services en chirurgie. L'observation démontre, dit-il, que cette contention relative est parfaitement suffisante: le tissu de nouvelle formation qui vient remplir la solution de continuité subit bientôt une rétraction et une réduction telles, que pour des plaies même assez larges, il ne reste qu'une cicatrice linéaire à peine visible.

Cucuel, sans avoir recours au caoutchouc, avait

---

(1) Suture élastique. Degine. Bulletin académie royale de Belgique, 1884.

imaginé une suture où la rétraction s'opérait à l'aide d'un lacet.

Sur chacune des lèvres de la plaie, à deux ou trois millimètres de ses bords, il fixait, au moyen du collodion, une bandelette de toile d'une largeur proportionnée à l'étendue de la plaie, et qui s'étendait dans toute sa longueur parallèlement à ses bords. Si la blessure était sinueuse, on échancrait un des rubans selon ses sinuosités. Les rubans étant solidement collés, on jetait au moyen d'une aiguille à suture un fil solide en guise de lacet qui passe et repasse sur la plaie elle-même. On serrait à la manière d'un corset, de façon à mettre en contact parfait les deux lèvres de la plaie.

Cucuel faisait ressortir, comme avantages de sa suture, l'absence de douleur, de traces, la facilité de serrer à volonté.

Dans la suture de Layet, les bandelettes adhésives dont nous venons de parler étaient remplacées par de simples agraffes. Il les fixait de chaque côté de la plaie par des faisceaux de fil de coton enduits de collodion et passés dans les œillères de l'agraffe. Il passait le fil dans les crochets et serrait (1).

Layet a employé plusieurs fois ce système de suture dans certaines autoplasties faciales : il cite tous les excellents résultats qu'il en a retiré.

Toutes ces sutures, assurément très ingénieuses, sont passibles des mêmes reproches : systèmes à la

---

(1) Un nouveau mode de suture. Layet. Archives médecine nav., 1874.

fois compliqués et d'une exécution minutieuse, qui, tous, seraient inapplicables aujourd'hui, car ils compromettraient cette aseptie rigoureuse qui est indispensable pour la réunion par première intention.

Les chirurgiens qui les ont imaginées, avaient en vue, entre autres choses, l'étendue et la forme de la cicatrice, ce qui nous a permis de les rapprocher de la suture sous-épidermique ou intra-dermique de Chassaignac. Mais alors que celles-là sont impraticables dans la chirurgie actuelle, celle-ci laisse voir aujourd'hui seulement tout ce qui en fait un procédé de choix dans les cas très nombreux que nous étudierons. On peut même dire que seule l'antisepsie a donné une véritable sanction au mémoire de Chassaignac.

Il convient cependant de placer à côté de la suture intradermique celle du docteur Beck (1) (de Chicago), qui donnerait peut-être d'excellents résultats. Il la préconise comme permettant d'éviter les cicatrices consécutives aux interventions chirurgicales de la face et du cou :

Avant de dessiner l'incision cutanée, M. Beck taille au niveau du champ opératoire un lambeau épidermique d'après la méthode de Thiersch, avec cette différence qu'on le laisse adhérent par un de ses côtés aux parties voisines, sur lesquelles on le tient rabattu pendant l'intervention.

Dans l'espace ainsi privé de son épiderme, on

---

(1) Semaine médicale, 1895.

pratique l'incision sous-épidermique nécessaire pour l'opération ; celle-ci une fois terminée, on ferme la plaie opératoire au moyen de quelques sutures perdues au catgut (on ne la suture même pas si elle est petite), puis on applique et on étale soigneusement sur elle le lambeau épidermique.

Au moyen de ce procédé, le professeur de la Post Graduate médical School a pu enlever des ganglions, de petites tumeurs avec des cicatrices à peine perceptibles. Il sera difficile de juger cette manière de suturer, tant qu'elle n'aura pas été employée plus souvent.

CHAPITRE II

TECHNIQUE OPÉRATOIRE

« Le nom de suture celluleuse ne donne que trés imparfaitement l'idée du procédé opératoire qu'il sert à désigner. Mais comme l'aiguille qui conduit le fil destiné à cette suture comprend inclusivement les couches profondes et celluleuses de la plaie, nous avons cru pouvoir lui donner le nom de l'élément organique qu'elle intéresse d'une manière spéciale. »

Chassaignac n'a pas eu seulement l'idée de la suture intradermique, il l'a décrite avec tous le soin qu'il a toujours mis dans ce qu'il a écrit, et les détails qu'il a donnés dans son mémoire sont des plus complets; les chirurgiens qui, depuis, l'ont vulgarisée, n'ont apporté à la description de Chassaignac que de légères modifications (¹).

Deux petits rouleaux de sparadrap, une aiguille droite, un fil double, tels sont les seuls objets, dit-il, nécessaires à cette suture. A l'une des extrémités du fil on attache l'un des rouleaux de sparadrap. Pour compléter le pansement, on se munit de bandelettes de sparadrap, d'un linge enduit de cérat, de compresses de charpie et de bandes.

Voici le manuel opératoire qu'a décrit Chassaignac :

La solution de continuité ayant été épongée avec soin, et la plaie ayant été débarrassée du sang coagulé qui peut s'y être accumulé, on saisit une des lèvres de la plaie avec l'index et le pouce, on la renverse légèrement, puis, dirigeant l'aiguille dans un sens parallèle à la direction longitudinale de la plaie, on passe l'aiguille par simple faufilure dans une portion seulement, le quart tout au plus de l'épaisseur de la peau à sa face profonde. De cette manière, on ne comprend qu'une faible partie de l'épaisseur du tégument, et, à plus forte raison, laisse-t-on tout à fait intacte la couche papillaire de celui-ci.

La lèvre opposée de la plaie étant renversée à son tour, on comprend également, sur le bord libre de sa face profonde, une épaisseur de tissu dans les proportions suffisantes pour donner prise au fil avec un certain

---

(1) Bulletin de thérapeutique, 1851.

degré de solidité, mais en respectant la plus grande
partie de la peau. Le second point passé ne se fait
point en face du premier, il devance celui-ci en
marchant vers l'extrémité de la plaie opposée à celle
par laquelle a commencé la réunion. Les points
passés sont donc disposés en série alterne d'un bord
à l'autre. Lorsqu'on a ainsi parcouru toute la longueur de la solution de continuité, on retire l'aiguille,
on dédouble le fil, et après s'être assuré qu'il est
également tendu dans toute l'étendue de la plaie,
que les lèvres de celles-ci ne sont pas froncées dans
un autre point, et que le premier rouleau de sparadrap est maintenu à l'autre extrémité dans une
direction perpendiculaire à l'axe longitudinal de la
solution de continuité, on fait tenir le second rouleau
de sparadrap dans une direction parallèle à celle du
premier, mais à l'extrémité opposée de la plaie, et on
arrête sur lui l'extrémité du fil qui a été dédoublé
et que l'on fixe par un nœud double.

Les deux rouleaux de sparadrap empêchent, dans
la pensée de Chassaignac, qu'aucune pression douloureuse soit exercée sur la peau en laissant à décou-
vert dans leur intervalle, toute la longueur de la
plaie dont on constate alors la coaptation qui est
d'une netteté remarquable. On comprend très bien
qu'il y a une mesure pour la traction à exercer sur
le fil ; cette mesure est réglée par l'aspect même de
la solution de continuité comprise entre les deux
rouleaux de sparadrap. Si la peau se fronce, présente des plis qui font entrebailler la plaie, il est
évident que la traction est trop forte, il faut serrer

moins fortement sur le second rouleau de sparadrap.

Dans un cas de plaie de cuisse (observ. I), au lieu
d'arrêter le fil par un nœud double, Chassaignac l'a
disposé — afin de maintenir le fil en état de tension
— de manière à embrasser, en forme d'anneau, toute
la circonférence de la cuisse à la hauteur de la
plaie.

Afin que le fil ne causât pas de douleur en s'im-
primant à nu sur la surface de la peau, il interpo-
sait, d'espace en espace, en manière de coussinet très
plat, des bandelettes de sparadrap.

Une fois la suture appliquée, Chassaignac procé-
dait à l'application des autres pièces de pansement,
en se conformant aux règles de son pansement par
occlusion telles qu'il les avait indiquées ; seulement
les bandelettes de sparadrap dans l'intervalle des
rouleaux de diachylon étaient alternativement imbri-
quées en X.

Lorsque la pliae paraissait définitivement adhérente
et après le troisième jour au plus tard, Chassaignac
divisait le fil au contact de l'un des rouleaux de
sparadrap, et le retirait longitudinalement par des
tractions dans le sens opposé.

Le chirurgien irlandais Kendal Franks qui a vul-
garisé la suture intradermique en Angleterre emploie
un procédé un peu modifié de celui de Chassaignac.

Il avait auparavant essayé d'obtenir des cicatrices
peu apparentes en rajeunissant le vieux procédé des
bandelettes de diachylon. [Il dut bientôt y renoncer.

obligé pour les aseptiser de les plonger longtemps à l'avance dans une solution antiseptique, les bandelettes ne tardaient pas à perdre leurs propriétés adhésives. « Ainsi, dit le chirurgien d'Adélaïde Hospital, nous courrons le danger soit de ne pas maintenir les bords de la plaie convenablement accolés, soit de laisser la plaie s'infecter avant la réunion complète. Dans les deux cas, la plaie se réunit par granulation et la défiguration causée par la cicatrice est pire que si l'on avait eu recours à la suture par points (1). »

C'est cet échec qui l'a déterminé à utiliser la suture intradermique. Il se sert d'un fil fin de catgut à cause de la facilité de résorption de cette substance. Il conseille aussi les aiguilles fines recourbées et plus particulièrement les aiguilles d'Hagehorn.

Kendal Franks suture de la façon suivante : Il pousse l'aiguille à un quart de pouce de l'angle supérieur de la plaie, dans le derme et la fait ressortir dans cet angle même. De là, il l'introduit toujours sous le derme de l'autre lèvre de plaie au niveau de l'angle supérieur et la fait ressortir à 1/4 de pouce au-dessous de cet angle. Puis le catgut est tiré du côté où la suture a été commencée, jusqu'au rapprochement des deux lèvres — et c'est le premier temps de l'opération.

On continue ainsi la faufilure et l'on fait un nœud au catgut lorsqu'on est arrivé à l'angle inférieur.

---

(1) On subcuticular suture. — Brit, med. Journal 1890.

Mais au lieu de faire comme Chassaignac les points alternés il s'arrange de façon à ce que « le fil étant relâché, figure sur la plaie les barreaux d'une échelle, dont les parties extérieures de la suture formeraient les montants ».

C'est ce même procédé que Marcy (de Boston) [1] a employé, en se servant indifféremment de catgut ou de tendons, ce qu'il appelle « l'animal suture » sur laquelle il a maintes fois attiré l'attention des chirurgiens.

Pozzi [2] a apporté aussi quelques modifications personnelles à la suture de Chassaignac et de Kendal Franks.

Le chirurgien de Paris décrit deux façons de la pratiquer : la suture à points séparés, ou continue en surjet.

1° Suture à points séparés : les lèvres de la plaie étant maintenues bien tendues, on les traverse successivement avec une aiguille, en ayant soin de passer chaque fois dans l'épaisseur du derme, immédiatement au-dessous et le plus près possible de sa surface. Si l'on négligeait cette dernière précaution, on

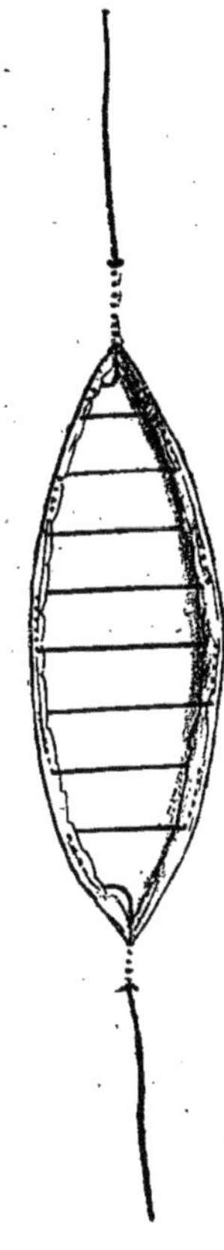

Figure 1

M. Masson, éditeur, nous a communiqué les clichés des fig. 1, 2 et 3, avec l'autorisation de M. Pozzi. Nous les remercions bien vivement.

(1) Marcy. On subcuticular suture. British med. J. 1890.

(2) De la suture intradermique. Bulletin de la Société de Chirurgie 1894, p. 145

verrait, après avoir noué le fil, les deux lèvres se renverser en dehors et la plaie rester légèrement entrouverte.

Pozzi estime que la suture à points séparés ne peut être utilement employée qu'avec du catgut très fin et dans des conditions exceptionnelles, par exemple pour consolider une suture intradermique continue. Si l'on se servait en effet de soie ou de tout autre fil non susceptible de se dissoudre, on serait obligé de le laisser en place, et vu la proximité de la surface de la peau, le nœud pourrait y faire une légère saillie et ultérieurement s'infecter.

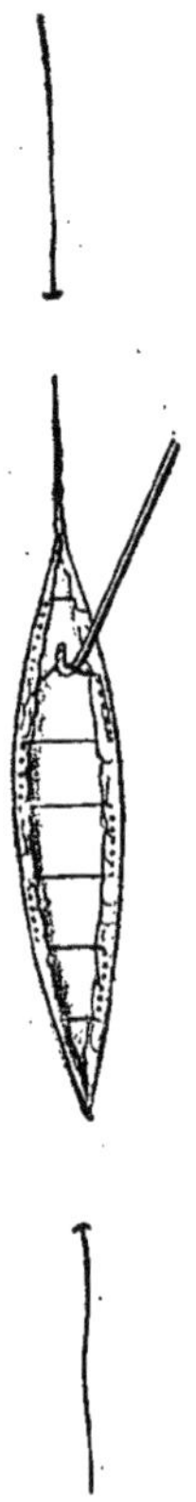

Pour la suture continue, Pozzi pique l'épiderme à un centimètre au-dessus de l'angle supérieur de la plaie et fait ressortir l'aiguille dans cet angle même. Puis il pratique une faufilure dans le derme de façon à ce que le point où l'aiguille sort soit symétrique de celui où elle va pénétrer dans la lèvre opposée. Lorsque l'aiguille a parcouru les deux lèvres de la plaie, elle est poussée directement dans l'angle inférieur de façon à ressortir à un centimètre de cet angle, dans l'axe de l'incision. Après avoir tiré le fil, on arrête en faisant un nœud.

Figure 2

La principale modification introduite est l'usage du fil de soie.

Pozzi a toujours eu l'habitude de consolider la suture abdominale d'affrontement par un point complémentaire de suture de soutènement, comprenant toute l'épaisseur des téguments et du pannicule adipeux, qu'il noue sur deux rouleaux de gaze iodoformée à la manière des sutures enchevillées. Cette technique offrirait ici l'avantage particulier d'assurer une coaptation plus parfaite de la peau et d'éviter tout relâchement ultérieur.

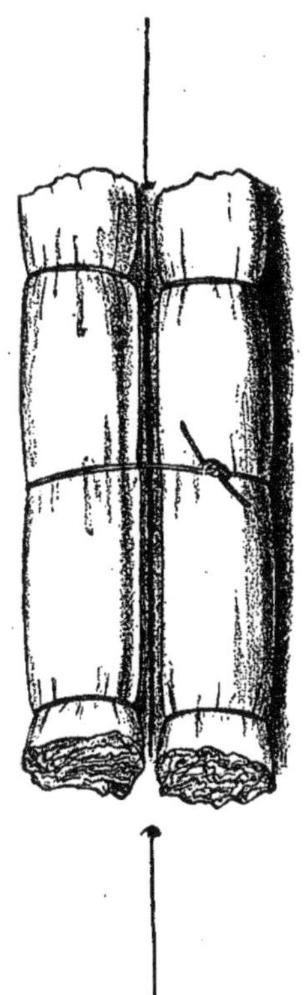

Figure 3

Pendant les huit jours qui suivent, Pozzi place une suture sèche avec une bandelette de diachylon iodoformé pour soutenir la cicatrice contre tout tiraillement.

M. le professeur Poncet, MM. Rollet et Commandeur pratiquent de la même façon la suture intradermique. Eux aussi préfèrent la soie fine au catgut. Si la suture à cette substance, disent ces derniers, a l'avantage d'être une suture absolument perdue qui, une fois terminée, n'est en nul point apparente, elle a l'inconvénient d'exiger un fil très fin et sur la solidité duquel on ne peut absolument compter. La suture à la soie exige, il est vrai, deux perforations de la peau par l'aiguille, au niveau des deux extrémités de la plaie;

mais le fil de soie même très fin présente toutes les garanties de solidité et son ablation est d'une simplicité extrême.

M. Poncet insiste sur la nécessité de piquer le derme autant que possible, toujours à deux millimètres de la surface de la peau, en tous cas, toujours au même niveau. Si la suture intradermique est faite sans cette précaution, les bords de la plaie s'affrontent mal, se froncent, condition évidemment défavorable à une bonne réunion. Il est aussi avantageux de choisir de très fines aiguilles courbes.

MM. Rollet et Commandeur (1) signalent quelques accidents sans importance dus à l'usage de la soie, tels que, la pénétration du nœud d'arrêt dans la peau, si ce nœud n'est pas suffisamment volumineux ou si on tire trop fort sur le fil. Il suffit, pour parer à ce léger inconvénient, de fixer à l'extrémité du fil, par un nœud, une petite perle de verre très facile à rendre aseptique.

Quant à la manière de fixer le chef inférieur du fil, MM. Rollet et Commandeur conseillent aussi, soit de faire un nœud simple (mais il peut se desserrer et la suture se relâcher), soit de le fixer au degré de tension voulue au moyen d'un grain de plomb fendu et rendu aseptique. Le fil une fois passé dans le grain de plomb, on écrase ce dernier avec de fortes pinces. C'est cette pratique à la fois si simple et si ingénieuse que l'on emploie toujours à la clinique.

---

(1) De la suture intradermique. Archives prov. de chirurgie, 1895.

CHAPITRE III

ÉTUDE CLINIQUE

Comme on va le voir par la lecture des observations que nous avons recueillies, la suture intradermique a été pratiquée dans des cas très variés et quelquefois même en dehors de toute préoccupation esthétique.

Si nous exceptons les deux premières observations extraites du mémoire de Chassaignac qui n'ont d'ailleurs qu'un intérêt historique, tous nos cas embrassent la période de ces deux dernières années. Quelques-uns ont été déjà publiés très résumés dans le mémoire de MM. Rollet et Commandeur. Nous avons cherché à nous assurer personnellement si la suture intradermique avait tenu ses promesses.

C'est ainsi que plusieurs de nos observations sont accompagnées du résultat éloigné dont nous nous sommes rendu compte *de visu* ou d'après les lettres des malades eux-mêmes.

Il était indispensable, pour compléter cette étude, d'y insérer des photographies. Nous en donnons la reproduction exacte par la photogravure. De nos trois malades, deux ont été photographiés quelques jours après l'application de la suture, l'autre nous montre le résultat un an après l'intervention.

OBSERVATIONS

OBSERVATION I

(Chassaignac, *Bull. de Thérapeutique*, 1851)

Plaie de cuisse d'une longueur de neuf centimètres, consécutive à une chute. — Suture sous-cutanée. — Guérison

Un jeune homme, nommé Coudray (Alphonse), âgé de 22 ans, serrurier, entre à l'hôpital Saint-Antoine le 12 août 1851. Il y a une heure à peine qu'il a reçu à la cuisse droite une blessure dont l'étendue peut se présumer même avant l'examen direct, d'après la déchirure faite à son pantalon et d'après l'abondance du sang qui s'écoule.

Je fais coucher le malade ; je l'examine et je reconnais, à demi-hauteur de la cuisse droite et sur le côté externe, une place dont la direction coupe perpendiculairement l'axe du membre. Au premier aspect, cette plaie paraît comprendre toute l'épaisseur de la peau et du pannicule charnu jusqu'à l'aponévrose exclusivement. Mais en faisant mouvoir les ligaments dans le sens vertical, nous voyons que sous la lèvre supérieure de la plaie cutanée, et à un centimètre à peu près au-dessus de celle-ci, existe une plaie aponévrotique et musculaire, dont la longueur est moitié moindre que la plaie de la peau et dont la profondeur est de deux centimètres à peu près.

La plaie cutanée a une longueur de neuf centimètres au moins.

La cause de cette blessure, celle de la perte du parallélisme entre la plaie superficielle et la plaie profonde nous occupe, et nous apprenons que c'est au moment où le jeune homme lançait un coup de pied au cuisinier occupé à préparer des légumes que celui-ci, cherchant à parer le coup, avec la main qui tenait un couteau, a atteint, sans le vouloir, le malencontreux plaisant.

La plaie a donc été produite par un instrument bien tranchant.

Quant au défaut de parallélisme survenu entre la plaie superficielle et la plaie profonde, il paraît être la conséquence de l'attitude forcée dans laquelle se trouvait le membre au moment où il a été atteint. (Il paraît que dans l'attitude où la jambe est horizontalement élevée, la peau de la cuisse glisse de bas en haut, puisque, revenue à sa position ordinaire, elle redescend. C'est là du moins ce qui semble avoir eu lieu dans le cas particulier. Souvent il arrive que le défaut de parallélisme tient à ce que l'instrument lui-même, par suite de son obliquité divise les parties profondes dans un point plus ou moins éloigné de celui au niveau duquel les parties superficielles ont été divisées. Mais ici les deux plaies offrent une place si nettement perpendiculaire, elles ont une direction tellement homologue, quoique leur superposition ait changé, qu'il ne nous paraît exister aucun doute sur la perte du parallélisme, par déplacement de la peau, ultérieurement à la blessure. Il faudra faire à ce sujet quelques expériences sur le cadavre).

C'est, du reste, ce défaut de parallélisme qui a permis de recourir à la suture sous-épidermique, et qui n'avait pour objet que la réunion de la plaie superficielle.

Le lendemain, 13 août, le fil de la suture étant coupé à l'un des bords de la cuirasse de sparadrap et ramené complètement en dehors, la cuirasse est laissée en place. Le linge cératé seul est renouvelé.

Le 14 août, rien de nouveau.

Le 15 août, on reconnaît facilement même en enlevant la cuirasse qu'il existe une tuméfaction assez considérable de la partie, mais le malade n'éprouvant aucune doulevr, on ne lève pas la totalité de l'appareil. On ne renouvelle que le pansement externe.

Le 16 août, d'assez fortes pressions exploratives exercées sur la partie n'occasionnent aucune douleur.

Le 20 août, on lève l'appareil. La cicatrisation est complète. On ne trouve sous la cuirasse aucune trace de suppuration. La cicatrice, quoique complète, n'a pas encore beaucoup de solidité.

Les jours suivants, la cicatrice devient de plus en plus ferme, et dans le cours de la semaine, le malade fut présenté à la Société de chirurgie complètement guéri.

Nous avons été assez heureux pour obtenir chez ce malade, la réunion de la plaie profonde en ne nous occupant que de la plaie superficielle.

On a pu remarquer que le fil de la suture a été retiré au bout de vingt-quatre heures. Cela a été fait dans le but d'éviter l'écueil où fait tomber la persistance du fil dans le tissu cellulaire au-delà d'un temps assez court, ce dont on verra un exemple dans l'observation qui va suivre (observ. II).

Ainsi, en huit jours, cicatrisation par première intention à l'époque de Chassaignac où ce fait pouvait être considéré comme exceptionnel. Cette observation est donc doublement intéressante : comme exemple de réunion immédiate pendant la période préantiseptique et comme premier succès complet à l'actif de la suture intradermique.

D'ailleurs Chassaignac n'a pas toujours été aussi heureux, comme on peut le voir, dans l'observation qui suit.

OBSERVATION II

(Chassaignac)

Tumeur butyreuse du sein droit. — Extirpation. — Guérison

Pachon Jeannette, 34 ans, entre à l'hôpital Saint-Antoine le 24 septembre 1849.

Cette femme a eu quatre enfants et quatre fausses couches à la sixième semaine. Elle n'a allaité que deux enfants, le deuxième et le quatrième. Elle les allaita chacun pendant seize mois ; son premier accouchement a eu lieu il y a huit ans ; ce n'est que sept mois après qu'elle s'aperçut d'une grosseur au sein, ayant le volume d'une cerise. Depuis lors, la tumeur a augmenté graduellement sans lui causer la moindre douleur. Cependant, lorsqu'il faisait froid, elle éprouvait de petits picotements.

Durant l'allaitement de son deuxième et de son quatrième enfant, elle remarqua qu'elle avait beaucoup plus de lait dans le sein malade que dans l'autre, la tumeur prit un accroissement rapide à l'époque du dernier sevrage.

24 septembre. — Etat de la tumeur : elle a le volume d'un œuf de poule, elle est située dans l'hémisphère supérieur du sein droit ; mobile sur les parois de la poitrine ; n'adhérant ni à la peau, ni aux parties subjacentes à la tumeur ; indolente, sans rougeur ni tuméfaction des téguments.

Au toucher elle donne une sensation de fluctuation, surtout à la partie centrale de la tumeur

A la circonférence, elle présente quelques inégalités, quelques petites bosselures qui semblent être des noyaux de la glande adhérant à la tumeur ; je fais une ponction exploratrice qui donne issue à une substance blanche, crémeuse.

3 octobre. — Depuis la ponction, la tumeur paraît faire du progrès. La malade commence à y ressentir quelques douleurs.

20 octobre. — La tumeur fait chaque jour de nouveaux progrès. Je me décide à enlever le kyste par énucléation.

Chloroforme. — Double incision demi-elliptique. Pendant l'opération, la poche s'ouvre. Il en sort une matière crémeuse, blanche, épaisse, parfaitement homogène, sans aucun mélange soit de corps étranger, soit de pus, soit de sang.

En dehors de la tumeur, on trouve encore dans le tissu de la glande d'autres petits kystes laiteux du volume d'un pois. Ils sont également enlevés.

Après avoir fait cinq ligatures d'artères, je pratiquai d'un bout à l'autre de la longue plaie d'extirpation la suture que j'appelle sous-cutanée Du reste, pansement par occlusions

Immédiatement après l'opération, quelques vomissements évidemment dus au chloroforme. Peau chaude, pouls fréquent. Alcoolature d'aconit. Potion au laudanum.

Le 22, pansement imbibé de sérosité. Aconit. Laudanum.

Le 23, bain.

Le 24, on met la plaie à nu. Pas de traces d'érysipèle. La réunion existe dans les 3/4 supérieurs. On retire la ligature sous-cutanée.

Le 3 novembre le pansement est renouvelé. La réunion n'est pas complète ; les lèvres de la solution de continuité se sont renversées en dedans.

Etat très satisfaisant.

Le 10, la suppuration est presque nulle.

Un peu d'érythème autour de la plaie.

Le 24. Très bien.

Le 10 décembre, la malade accuse de la douleur dans le sein. Léger gonflement au pourtour de l'orifice fistuleux : rougeur, douleur augmentant par la pression. Cataplasme.

Le 13, fluctuation évidente. En pressant sur le point ramolli, on ne fait rien refluer par l'orifice fistuleux. J'ouvre l'abcès qui contient environ soixante grammes d'un pus de bonne nature. Cataplasme.

Le 15, plus de sécrétion purulente.

Le 20, guérison.

Résultat de l'examen microscopique de la tumeur : La masse contenue dans le kyste est entièrement composée de globules de lait et de ceux du colostrum.

D'après ce que j'obtiens tous les jours à la suite de l'ablation des tumeurs, je ne fais aucun doute que, dans le cas particulier, le défaut de réunion immédiate dans les parties profondes et la production ultérieure d'un abcès assez considérable, n'aient tenu à la persistance dans les couches profondes du demre du fil de la suture qui y avait été laissé pendant quatre jours. J'ai établi dans un autre travail (mémoire de la Société de Chirurgie, tom. III) que les fils de suture sont parfaitement mobilisables dans nos tissus au bout de vingt-quatre heures, et peuvent être conservés sans que cela compromette la cicatrisation, s'il n'y a pas ce que j'appelle tendance active à l'écartement. Je crois donc que dans le cas où on aurait recours à la suture des couches profondes du derme, l'enlèvement du fil au bout de vingt-quatre heures est tout à fait de rigueur.

OBSERVATION III

(recueillie dans le service de M. Poncet par M. Siraud, interne)

Goître médian. — Strumectomie

Marie V..., entrée à Sainte-Anne le 5 mars 1894, est porteuse d'un goître médian.

Rien à l'hérédité, la mère n'a pas de goître, pas de frère ni de sœur.

Les antécédents personnels se résument en troubles nerveux, dyspeptiques et cardiaques dus à l'anémie dont la malade fut atteinte à l'âge de neuf ans; elle souffre encore à l'heure actuelle de la chlorose; peut-être due à du surmenage physique (cette jeune fille travaille onze heures par jour).

Menstruation depuis deux ans irrégulière, peu abondante depuis deux ou trois mois.

C'est à l'âge de 10 ans environ que la malade s'est aperçue que son cou grossissait (A noter qu'il n'existe pas de goître dans le pays qu'elle habite : Bessenay et Saint-Bel.)

Le développement du cou s'est fait insensiblement ; très marqué sur la ligne médiane et à la partie inférieure du cou, cet accroissement serait plus prononcé, plus rapide depuis cinq ou six mois.

Par sa présence, la tumeur ne paraît pas avoir entraîné de souffrances bien marquées : en effet, la malade peut respirer, avaler, sans gêne locale. Sa voix n'a jamais été modifiée dans son timbre ou son intensité. Dans la marche, dans les efforts, elle éprouve assez souvent de la dyspnée, qui peut être mise sur le compte de la chlorose, de même que les palpitations du cœur dont elle se plaint.

On ne note d'ailleurs pas d'autres symptômes.

Cette jeune fille a suivi un traitement iodo-ioduré sans succès. Récemment· le Dr Michel (de l'Arbresle) a ponctionné son goître dont il est sorti un liquide clair.

Etat local. Sur la partie médiane du cou et empiétant sur les faces latérales jusqu'à déborder en arrière les sterno-mastoïdiens, existe une tumeur demi-arrondie, saillante, appuyée en bas sur la fourchette sternale, qu'elle ne semble pas dépasser. Cette tumeur non adhérente à la peau remonte jusqu'au niveau du cartilage thyroïde. Elle est peu mobile et ne suit que les mouvements d'ascension ou de descente de la trachée dans la déglutition. La consistance est molle, fluctuante, et avec deux doigts on obtient nettement la fluctuation ; elle est indolore à la pression.

Opération le 8 mars 1894. Enucléation d'une poche unie gris blanchâtre contenant 60 à 80 grammes d'un liquide jaunâtre.

Enucléation faite rapidement après évacuation de la poche par ponction. Muscle étalé sous forme d'une couche très mince au devant du kyste. Peu d'hémorragie. Faufilage hémostatique du tissu thyroïdien. Suture intra dermique. Drainage.

22 mars. Guérison complète après trois pansements (ablation du fil le quatrième jour, du drain le sixième).

Cicatrice linéaire à peine visible.

La malade nous écrit le 19 juin 1896, que le goître n'a pas reparu.

La cicatrice disparaît de plus en plus, quoiqu'un
peu plus apparente à l'angle inférieur.

OBSERVATION IV
(recueillie dans le service de M. Poncet)

Adénite cervicale

Louise C..., âgée de 17 ans, couturière.

Pas d'antécédents héréditaires. Père et mère encore vivants
et bien portants. La malade a deux frères en bonne santé et
elle en a perdu un autre mort en nourrice.

A l'âge de cinq ans, fluxion de poitrine. Depuis lors, pas
d'autre maladie. Pas de bronchite. Pas de maux de gorge
ou de conjonctivite dans l'enfance. Mais depuis sept ou
huit ans, la malade a eu des glandes au côté gauche du
cou, derrière l'angle du maxillaire inférieur. Pendant un an
elle a eu un peu d'écoulement purulent de l'oreille du même
côté. Rien à droite.

Depuis cette même époque, la malade a presque toujours
mal au nez. On y voit encore des croûtes actuellement.

Les glandes dont la malade se plaint augmentaient de
temps en temps de volume puis disparaissaient par suite
d'applications de pommades pour réapparaître quelque temps
après. Mais, depuis deux ans, la malade présente toujours
au même endroit une glande qui a augmenté de volume

depuis deux ou trois mois et sur laquelle les traitements
habituels n'ont amené aucune amélioration.

Actuellement, cette tumeur a le volume d'une petite mandarine. Elle occupe la région latérale du cou en arrière de
l'angle postérieur de la mâchoire inférieure. Elle est immo-
bile, complètement indolente.

La malade n'a actuellement aucun écoulement par l'o-
reille. Elle a une mauvaise dentition dont elle souffre
presque constamment. L'examen de la gorge ne présente
rien d'anormal.

Opération. — Incision de cinq à six centimètres environ
le long du bord antérieur du sterno-cleïdo-mastoïdien à
partir de l'angle de la mâchoire. Enucléation de trois ganglions du volume d'une grosse noisette et cinq à six ganglions plus petits dont quelques-uns sont très profondément
situés et atteignent le voisinage des vaisseaux carotidiens.

Ces ganglions sont d'un tissu opalin, semi-transparent, et
ne présentant aucun point caseux.

Suture intradermique à la soie excepté à la partie inférieure
de la plaie, où on laisse un petit orifice pour le passage
d'une mèche de gaze iodoformée. Guérison rapide ; il ne
reste plus qu'une petite cicatrice à la partie inférieure.

Avons revu la malade le 8 juin 1896. Elle nous
raconte que dix jours après sa sortie de l'hôpital,
elle fut atteinte d'un érysipèle dans la région même
de la cicatrice, pour lequel M. Orcel lui donna des
soins. L'œdème fut très considérable, la plaie se
rouvrit, et les lèvres de l'incision s'écartèrent d'un
centimètre environ. Guérison de l'érysipèle au bout
de trois semaines. Les trois quarts supérieurs de l'incision se cicatrisèrent sans complication,

mais à l'angle inférieur, sur une hauteur de deux centimètres environ, une suppuration assez abondante s'établit. Au bout d'un mois, cicatrisation complète.

Actuellement, cicatrice apparente linéaire formant un bourrelet blanc sensible au toucher, d'une largeur de deux millimètres, bordé d'une ligne rosée.

A l'angle inférieur, cicatrice un peu plus large. Trois mois après l'opération, ganglion suppuré à droite, entre les deux chefs du sterno-mastoïdien. Cicatrisation au bout de huit mois.

A ce nouveau siège, une cicatrice de la dimension d'une pièce de un franc. Elle est très pigmentée, déformée, mais non adhérente aux tissus sous-jacents.

A noter aussi un ganglion hypertrophié, du même côté, à l'angle du maxillaire.

La malade ne s'inquiète pas de la cicatrice opératoire ; il n'en est pas de même de celle qu'a laissée la suppuration du ganglion.

Etat général excellent.

OBSERVATION V

(recueillie par M. Lagoutte, interne)

Collection de la clinique de M. le professeur Poncet

Goître médian. — Enucléation

Delphine E..., 40 ans, entre à Sainte-Anne, le 2 avril 1894.

Ne connait personne parmi ses parents qui soit atteint

de la même affection. Mais il y aurait plusieurs cas dans son pays.

Le début remonterait à quinze ans environ et la tumeur a augmenté progressivement de volume malgré toutes les médications employées (application d'iode, iodure à l'intérieur, etc.).

Actuellement la malade se présente avec une tumeur du volume d'une orange occupant à peu près la ligne médiane du cou, bien que plus développée du côté gauche où elle s'étend en arrière jusqu'au sterno-mastoïdien. En haut, elle atteint le bord inférieur du cartilage thyroïde et en bas la fourchette sternale. A la surface, la peau a son aspect normal. Elle glisse librement sur la tumeur.

Celle-ci est adhérente aux plans profonds et suit les mouvements du larynx pendant la déglutition.

La surface est uniformément lisse.

La consistance est également uniforme.

Partout on a une sensation de fluctuation ou pseudo-fluctuation.

Le conduit laryngo-trachéal ne semble pas dévié. Du reste, la malade n'a jamais été gênée pour respirer et n'a jamais eu d'accès de suffocation.

Les autres organes vasculo-nerveux du cou ne subissent pas davantage de compression.

Pas de troubles de la voix.

Pas de gêne de la déglutition.

La malade dit, du reste, n'être nullement gênée par sa tumeur dont elle ne craint que l'accroissement. Circonférence du cou, 38 centimètres.

Le 5 avril, la malade est opérée par M. le professeur Poncet. Incision médiane unique, muscle étalé au devant de la tumeur.

Couche musculo-aponévrotique sous forme de véritables aponévroses.

Dissection facile entre les lèvres de la plaie. Grosses veines à la surface. Décortication facile.

Suture intradermique. On enlève le fil le quatrième jour au premier pansement. La suture donne le résultat attendu : la malade quitte l'hôpital avec une cicatrice peu appréciable.

OBSERVATION VI

(recueillie par M. Commandeur, interne)

Collection de la clinique de M. le professeur Poncet

Goître kystique médian.

Emilie C..., 19 ans, pelotonneuse, entre à Sainte-Anne le 10 mai 1894.

Père mort d'une bronchite peut-être bacillaire, deux frères et trois sœurs en bonne santé.

Antécédents personnels : variole à l'âge de 2 ans.

L'aurait eu une deuxième fois à l'âge de 12 ans.

Pas d'autre maladie. Réglée à 16 ans régulièrement.

Il est difficile de dire à quel âge a débuté l'affection. Ce n'est que vers 17 ans qu'elle s'aperçut que le tour de cou de ses vêtements devenait trop petit et que son cou grossissait. La tumeur, située en avant, grossissait régulièrement sans douleur, mais la malade se plaignait d'être essouflée et avait parfois des accès de suffocation. Les pommades iodurées n'amenèrent aucun changement.

Une intervention fut décidée et pratiquée à l'hôpital de Roanne. La tumeur fut fendue (29 août 1893) verticalement

et il s'écoula du liquide semblable à du café ; on ne fit d'ailleurs qu'une incision, pure et simple, et rien ne fut extirpé,
aucune poche. La plaie fut-tamponnée à la gaze et la cicatrisation survint au bout de trois semaines.

Environ sept à huit semaines après l'opération, le cou se
mit de nouveau à grossir et la tumeur réapparut ; elle augmenta peu à peu, et les troubles fonctionnels respiratoires se
montrèrent de nouveau. Dyspnée surtout pendant la marche,
sans véritable accès de suffocation ; ainsi que de la dysphagie
qui est assez marquée.

Pas de troubles dans la voix.

Actuellement : La malade présente à la partie antérieure
du cou et exactement sur la ligne médiane une tumeur régulièrement arrondie du volume d'une orange écartant les deux
sterno-mastoïdiens à leur partie inférieure et limitée à deux
travers de doigt de l'os hyoïde ; en bas, elle arrive à la fourchette
sternale. La consistance est régulière, élastique, rénittante et
fluctuante, on ne sent pas nettement la masse dure. Sur la peau
se voit l'ancienne cicatrice sur le bord antérieur du sterno-
mastoïdien gauche. La tumeur s'élève pendant la déglutition.

A l'état de repos, il n'y a pas de dyspnée, mais la dysphagie existe constamment. Pas de palpitations, ni exophtalmie, ni tremblement, ni tachycardie (pouls 92)

Le 17 mai 1894, la malade est opérée par M. Poncet.
Incision médiane unique, muscles adhérant à la poche probablement par le fait de l'incision antérieure. Le kyste mis
à nu est ponctionné par un trocart à hydrocèle : issue de
100 à 120 grammes de liquide hématique, couleur de café.

Enucléation peu laborieuse, mais, somme toute, bon
résultat immédiat, deux poches surajoutées.

La trachée est légèrement déprimée d'avant en arrière (pas
de déformation latérale, pas de déplacement).

Suture intradermique. Le septième jour on enlève le fil. La réunion est excellente.

La malade sort guérie avec une cicatrice linéaire médiane peu apparente.

Le 19 juin 1896, nous recevons des nouvelles de la malade. Elle n'a eu qu'à se louer de l'intervention. Elle respire très bien. La cicatrice est toujours peu visible.

OBSERVATION VII

(recueillie par M. Commandeur interne)

Collection de la clinique de M. Poncet

Kyste thyroïdien

Elisa M..., 31 ans, pelotonneuse, entre à Sainte-Anne le 14 juin 1894.

Malade entrée pour une petite tumeur liquide dans le lobe hyroïdien droit.

Rien d'intéressant dans les antécédents héréditaires ou personnels.

Début de l'affection actuelle il y a environ un an.

Elle vit se développer un petite tumeur sur le côté droit du cou. Elle resta plusieurs mois stationnaire et ce n'est que depuis trois mois que la tumeur a grossi. Jamais elle n'en a souffert, mais éprouve depuis trois mois un peu de gêne de la déglutition. Actuellement aucun autre trouble fonctionnel.

La tumeur qu'elle présente a le volume d'une noix située

sur le trajet du sterno-mastoïdien droit et au-dessous de lui. Pendant la déglutition elle s'élève notablement en suivant les mouvements du larynx et de la trachée ; à l'état de repos son bord inférieur atteint presque l'extrémité interne de la clavicule. Elle est tendue, renitente, nettement fluctuante. Le lobe thyroïdien de ce côté ne paraît pas augmenté de volume. Pas de lobe médian ou plongeant appréciable.

Le lobe gauche est normal et n'a subi aucun changemen de volume ni de consistance.

Opérée le 19 juin par M. le professeur Poncet.

Incision sur la partie la plus saillante du kyste, parallèlement au bord interne du sterno-mastoïdien. Dénudation facile du kyste du volume d'une noix et luxation au dehors. A la ponction issue d'une cuillerée à dessert de liquide citrin et de magma fibrineux ressemblant à de la pulpe de citron.

Poche de un à deux millimètres d'épaisseur, un peu molle, se déchirant facilement sous la traction des pinces.

Au voisinage deux petits kystes charnus, du volume d'un pois à celui d'une petite noisette.

Sutures hémostatiques au catgut de la plaie hyroïdienne (opération simple).

Suture intradermique, guérison rapide et drainage comme dans l'observation III.

Nous recevons le 19 juin 1896 une lettre de l'opérée. Tout dernièrement un noyau aurait apparu dans la région thyroïdienne augmentant le volume du cou, sans amener toutefois aucun symptôme fonctionnel.

La cicatrice peu apparente est bien moins visible qu'il y a deux ans.

OBSERVATION VIII

(recueillie par M. Commandeur interne du service)

Collection de la clinique de M. le professeur Poncet

Kyste sébacé de la joue. — Extirpation

Marie R..., 24 ans, propriétaire, entre à Sainte-Anne le 18 juillet 1895.

Pas d'antécédents héréditaires. Une tante a eu une tumeur au cou ayant les mêmes caractères que celle que présente la malade.

Pas d'affection antérieure. Réglée à 14 ans toujours bien ; deux enfants bien portants sans accidents de grossesse ni de couches.

Début de l'affection actuelle vers 16 ans. Apparut à la joue gauche une petite tumeur arrondie qui a grossi peu à peu sans douleur, ni aucun accident inflammatoire. Jamais aucun trouble fonctionnel. L'accroissement a été lent et progressif, s'est fait à huit ans.

On ne trouve aucune lésion de scrofule.

Actuellement, tumeur arrondie de trente-cinq millimètres de diamètre environ, siégeant sur la joue gauche sur le prolongement de la ligne commissurale et un peu au-dessous d elle, son bord antérieur arrive à un centimètre de la commissure.

L'examen par la bouche montre qu'elle est aplatie sous forme de lentille biconvexe comprise entre les places de la joue.

La consistance n'est pas très dure. Elle est renitente, fluctuante, pas de point vraiment dur.

La muqueuse est très mobile sur elle, mais la peau l'est bien peu et on constate nettement de l'adhérence.

Opération le 20 juillet 1895. Incision verticale, dissection de la tumeur qui se crève en laissant échapper de la matière sébacée. Extirpation de la poche par dissection au ciseau.

Suture intradermique.

Le 25 juillet la réunion est parfaite, le fil est enlevé. Cicatrice linéaire peu marquée La malade sort guérie.

OBSERVATION IX

(Communiquée par M. le docteur Rollet)

Recueillie par M. Commandeur, interne de service

Goître. — Enucléation de deux kystes thyroïdiens

Isabelle G.. , 29 ans, couturière, entre pour un goître. Pas d'antécédents héréditaires, ni pathologiques antérieurs. Une tante est devenue goîtreuse à 46 ans, mais la tumeur aurait guéri par des moyens médicaux.

Début de l'affection actuelle à l'âge de 20 ans. La malade n'a jamais habité des pays de goître et a d'ailleurs beaucoup voyagé.

Au début, l'accroissement fut lent. Réglée à 13 ans, la menstruation n'a jamais été bien régulière et au début était assez douloureuse. Trois grossesses et trois couches bonnes, deux enfants vivants. La première grossesse s'accompagna d'augmentation du volume du goître (22 ans), de même que la deuxième (25 ans), sans que la tumeur rétrocédât après.

Enfant à la troisième (28 ans) ; le goître augmenta beaucoup, mais après l'accouchement la tumeur diminua notablement, petit à petit jusqu'à il y a environ quinze jours. La dernière grossesse a donc été accompagnée d'une poussée d'accroissement qui a rétrocédé peu à . peu lentement en un an.

Jamais la malade n'en a souffert.

Il y a eu de la dysphagie (il y a quelques mois, vers août) ; elle a aujourd'hui complètement disparu.

Quelques troubles respiratoires, il y a deux mois, un peu de dyspnée après le repas et les fatigues, mais pas d'accès, de suffocation ; ces troubles ont disparu. Voix normale.

Actuellement, on constate un goître formé de deux tumeurs : l'une, du volume d'un gros œuf débordant à gauche est molle, très peu tendue. On n'y sent pas de masse dure.

L'autre, développée dans le lobe droit sous le sterno-mastoïdien droit, a le volume d'une noix et est très uniformément dure. Elle surmonte l'extrémité interne de la clavicule.

15 octobre. — Intervention par M. Rollet. Ethérisation : 1º Incision à droite le long du bord antérieur du sterno-mastoïdien sur le kyste dur, parenchymateux.

Les muscles réclinés, on arrive facilement sur la masse qui est ouverte et laisse couler du liquide jaune, un peu brûnatre. La paroi du kyste est calcaire. On en fait l'ablation en tirant sur le corps hyroïde sain. Suture immédiate intradermique.

2º On passe à la deuxième masse. On fait à gauche une incision sur le bord antérieur du sterno-mastoïdien. Il faut, pour arriver sur la masse qui est très molle, inciser un peu de parenchyme thyroïdien. La poche incisée laisse écouler un peu de liquide brunâtre. L'exploration au doigt par l'intérieur de la poche permet de reconnaître que celle-ci descend profondément en arrière de l'extrémité interne de la clavicule jusque dans le thorax. Pas de symptómes de goître plongeant.

On commence l'énucléation qui se fait assez facilement. La tumeur est peu à peu attirée en haut, libérée à sa partie inférieure et enlevée. Il reste alors un vaste puits par lequel on arrive jusque sur la face antérieure de la colonne.

La cavité se met à saigner abondamment. Comme il est impossible de voir si un vaisseau donne, et comme l'hémorragie a l'air de se faire en nappe, on tamponne la cavité avec trois grandes lanières de gaze iodoformée qui forment un tampon très serré : trois points de suture métallique dans l'angle supérieur.

Pansement.

16 octobre. — Le pansement étant un peu souillé de sang, on change les pièces superficielles.

17 octobre. — La malade se plaignant d'être un peu gênée pour respirer, on enlève le tamponnement ; la poche se remet à saigner, mais un peu seulement et en nappe. Une lanière de gaze iodoformée est introduite dans la poche.

19 octobre. — Pansement : on change la mèche, il y a toujours un peu d'hémorragie par la paroi.

1er novembre. — Sort parfaitement guérie. Suture intradermique parfaite : d'un côté un petit liseré violacé, de l'autre une ligne déprimée de trois centimètres de longueur.

OBSERVATION X

(recueillie dans le service de M. Poncet suppléé par M. Rollet)

par M. Commandeur, interne du service

Hygroma prérotulien

Michel D..., 65 ans, journalier, entre à Saint-Philippe.

Rien à relever dans les antécédents héréditaires. Antécédents personnels : Bonne santé antérieure. Il y a deux ans, bronchite sans hémoptysie mais ayant déterminé une émaciation assez considérable.

Il y a un mois le malade heurta le genou contre une pièce de fonte et au bout de huit jours il vit apparaître en avant de la rotule une tuméfaction de la grosseur d'un petit œuf qui s'était établie là sournoisement sans provoquer ni douleur, ni gêne, ni inconvénient.

Le malade se décide enfin, au bout d'une quinzaine de jours à entrer à l'hôpital.

Actuellement, on constate au niveau du genou gauche une tuméfaction hémisphérique très irrégulière située en avant de la rotule qu'elle recouvre entièrement, mesurant à peu près les dimensions d'une demi-orange.

La peau à ce niveau est peu tendue, quand la jambe est en extension, très tendue lorsque le membre est en demi-flexion ; elle est rouge, desquamée (action de la teinture d'iode) et chaude.

Pas de douleurs à la pression.

On sent une fluctuation très nette. Les mouvements de l'articulation ne sont nullement douloureux.

La flexion est limitée par la tension de la peau, mais ne détermine aucune douleur.

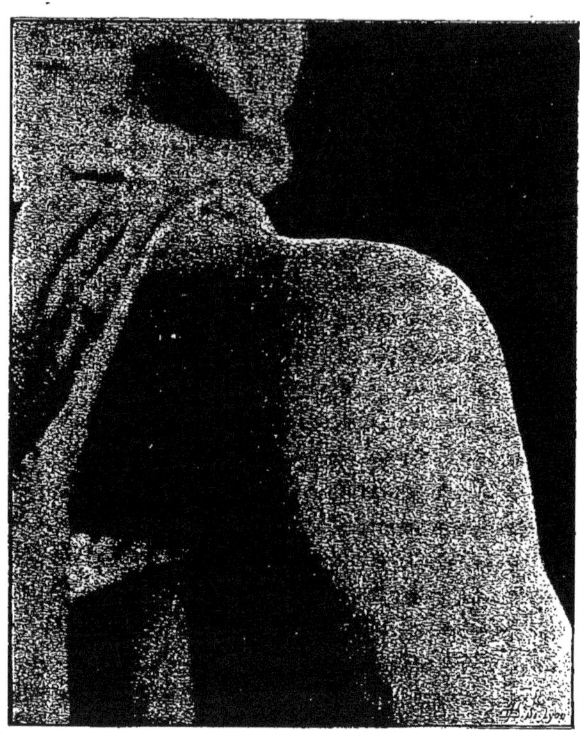

Hygroma du genou. — Incision verticale et médiane
de six centimètres en avant de la rotule. — Suture
intradermique. — Malade photographié quinze jours
après l'intervention. — Cicatrice invisible.

Le 9 mars, incision médiane et verticale de six centimètres en avant de la rotule. Dissection de la poche du
kyste.

M. Rollet fait la suture intradermique. Guérison au bout
de cinq jours, il existe une cicatrice linéaire à peine
apparente. (Voir planche i.)

OBSERVATION XI

(recueillie dans leservice de M. Poncet suppléé par M. Rollet)

par M. Denis interne du service

Névralgie de la branche ophtalmique

du trijumeau droit

Marguerite C..., 63 ans, ménagère, entre à Sainte-Anne
le 9 mai 1895. Dans son jeune âge quelques affections in-
signifiantes. Pas d'antécédents névrophatiques, pas de crises
d'hystérie.

Le début de l'affection actuelle remonte à trois ans au
moins, à la suite d'un froid vif qu'elle ressentit à la figure
en allant faire son marché en hiver. A ce moment, elle
prit des crises qui ressemblaient de loin à celles dont elle se
plaint maintenant, mais qui cependant n'avaient jamais
atteint l'intensité actuelle. Elles se résumaient en une sensation de brûlure à la face et de picottements dans l'œil
déterminant des sécrétions abondantes.

Après une période aiguë dont on ne peut fixer la durée,
elle est demeurée pendant trois ans souffrant en réalité
assez peu, davantage l'hiver que l'été, mais douleurs bien
supportables n'empêchant nullement la malade de vaquer à
ses occupations.

Il y a trois mois, assez rapidement, en quinze jours environ, les douleurs sont redevenues extrêmement violentes, n'ont fait qu'augmenter d'intensité et ont déterminé la malade à entrer à l'hôpital. Elle a été adressée dans un service de médecine où tous les remèdes médicaux ont été épuisés sans résultat.

Actuellement, elle présente les symptômes suivants : elle se plaint de souffrir très vivement dans l'œil droit et un peu dans l'aile droite du nez et la moitié frontale du même côté. Mais la douleur prédomine dans le globe oculaire. Elle a dans l'œil une sensation très douloureuse de corps étranger, tandis qu'au nez et au front les douleurs sont tolérables.

Ces douleurs ne sont pas continues mais apparaissent par crises douloureuses fréquentes, s'accompagnant de spasme de l'orbiculaire et d'épiphora, indice d'hypersécrétion lacrymale. Ce spasme est limité à l'orbiculaire et n'intéresse nullement le frontal. Peut-être pourrait-on trouver quelques sensations douloureuses au niveau des gencives supérieures, mais il est possible que ces douleurs soient dues au mauvais état de la dentition.

Ces crises très fréquentes entraînent une insomnie complète ; elles sont le plus souvent spontanées, mais la malade peut elle-même les provoquer en remuant le bout de son nez, en faisant un mouvement de la tête ou de la mâchoire : aussi la mastication est-elle entravée.

Ces douleurs sont encore réveillées par des sensations lumineuses vives, telle que la lumière du soleil. Au niveau de la zone du frontal et au niveau du rameau nasolobaire, les douleurs ne suivent pas le trajet des nerfs à la façon d'un éclair, et la pression en un point quelconque de ces nerfs tout en pouvant réveiller la douleur n'en suit point la route. La malade n'accuse pendant ses crises aucun phénomène lumineux subjectif.

La durée des crises est environ d'une minute et quelquefois davantage. Elles se répètent plusieurs fois par heure. Pas de troubles sensitifs au niveau des parties douloureuses.

On remarque sur la cornée droite de petites taches qu'on retrouve sur l'œil opposé et qui proviennent de kératites du jeune âge.

Pas de troubles moteurs de l'œil.

Accomodation à la lumière.

Pas de troubles trophiques au niveau des cheveux et de la peau.

A la sécrétion abondante des larmes s'ajoute pendant la crise un écoulement de la narine correspondante en rapport, soit avec la sécrétion lacrymale, soit avec une hypersécrétion vaso-motrice de la muqueuse nasale.

En résumé : névralgie de la branche ophtalmique du trijumeau ; prédominance à la région ciliaire ; spasme de l'orbiculaire des paupières.

Le 1er juin la malade est opérée par M. Rollet. Incision courbe partant de la paupière supérieure au-dessous du rebord sus-orbitaire et parallèlement à lui-même. Recherche du nerf sus-orbitaire Arrachement par la pince du rameau entier.

. Suture du plan musculaire au catgut.

Suture intradermique.

Le 10 juin la malade quitte le service considérablement améliorée avec une cicatrice insignifiante.

Le 8 juin 1896 nous revoyons la malade, c'est-à-dire un an après l'intervention. Elle nous dit en avoir retiré le plus grand bénéfice. Ses crises douloureuses avec tous les phénomènes qui les accompagnaient n'ont pas reparu. Elle éprouve encore dans la région sus-orbitaire quelques fourmillements, quelques picottements apparaissant les jours froids et humides. En somme, elle est enchantée de l'opération.

La cicatrice est si peu apparente que nous ne pouvons la distinguer des autres plis de cette région, On peut la considérer comme ayant complètement disparu.

OBSERVATION XII

(recueillie par M. Commandeur)
dans le service de M. Poncet, M. Rollet suppléant

Polyadénites bacillaires (ganglions parotidiens)

Baptistine D..., âgée de 15 ans, entre à Sainte-Anne le 13 mai 1895.

Rien dans les antécédents héréditaires.

Antécédents personnels excellents.

Il y a quatre ans, la malade constata au niveau du ganglion préauriculaire l'existence d'une tuméfaction de la largeur d'une pièce d'un franc et assez surélevée : la consistance en était élastique plutôt que dure ; sans phénomènes douloureux elle augmenta peu à peu de volume pour atteindre finalement celui d'un jaune d'œuf étalé sur un plat.

Il y a un mois, elle constata l'apparition d'un nouveau ganglion de la grosseur d'une petite noisette situé dans la région carotidienne, roulant sous les doigts.

Actuellement en avant du tragus, tuméfaction comparable par sa forme et sa consistance à un jaune d'œuf: fluctuation assez franche ; indolence absolue. La peau est libre, de coloration normale et glisse sur la tumeur.

Tuméfaction dure et arrondie au niveau de l'angle formé par la carotide et le sterno-cleido mastoïdien, présentant tous les caractères d'un ganglion bacillaire.

Aucune adénopathie dans les autres régions du corps.

État général excellent.

Le 14 mai 1895, la malade est opérée par M. Rollet, suppléant M. le professeur Poncet. Incision à deux centimètres au devant de l'oreille et parallèle au grand diamètre de celle-ci. Longueur de l'incision, 4 centimètres. M. Commandeur fait la suture intradermique complète. Guérison rapide en quatre jours.

20 juin. — La malade nous fait donner de ses nouvelles par lettre : « Elle est complètement guérie, aucune autre glande n'est survenue. Quant à la cicatrice, elle est tant soit peu visible et colorée, mais ce n'est absolument rien. Elle est à peu près telle que l'année dernière. »

OBSERVATION XIII

recueillie par M. Petouraud, dans le service de M. Poncet,

suppléé par M. Rollet

Polyadénite tuberculeuse sous-maxillaire

Adrienne B..., âgée de 20 ans, entrée à Sainte-Anne le 15 mai 1895.

Antécédents héréditaires excellents.

Bonne santé antérieure ; la malade tousse et crache pendant l'hiver, sans que ces phénomènes s'accompagnent d'un retentissement sur l'état général.

Il y a cinq à six ans, la malade s'aperçut qu'elle était porteuse de deux petits ganglions de la grosseur d'un haricot situés dans la loge sous-maxillaire, à droite, et qui sont demeurés stationnaires jusqu'à l'année actuelle.

L'année dernière, au mois d'avril, la malade fit des applications à l'iodure de plomb qui déterminèrent une régression notable de ces tuméfactions.

Cette année, au mois de février, réapparition des deux ganglions dont l'augmentation de volume, cette fois plus rapide, ne rétrocède pas devant de nouvelles applications de pommade.

Peu à peu le volume devient considérable et la malade se décide enfin à entrer à l'hôpital.

Actuellement elle se présente à nous avec une déformation considérable du cou. On aperçoit une très grosse masse bilobée en forme de croissant qui enserre dans sa concavité toute la moitié droite du maxillaire, masse de consistance mollasse, renitente, indolente, mobile sous la peau, cette dernière est de coloration normale, un peu desquamée, mais non enflammée. Elle n'est pas adhérente.

Quelques petits ganglions disséminés le long du bord postérieur du sterno-cleido-mastoïdien de ce côté. Un gros ganglion dans chaque aisselle.

Rien aux poumons : rythme respiratoire absolument normal.

Sur le dos de la main, à droite, gomme tuberculeuse de la largeur d'un sou, d'aspect violacé et recouverte d'une croûte brun clair, écailleuse : induration périphérique et assez profonde.

PLANCHE II (Observ. XIV)
Photographie communiquée par M. Rollet

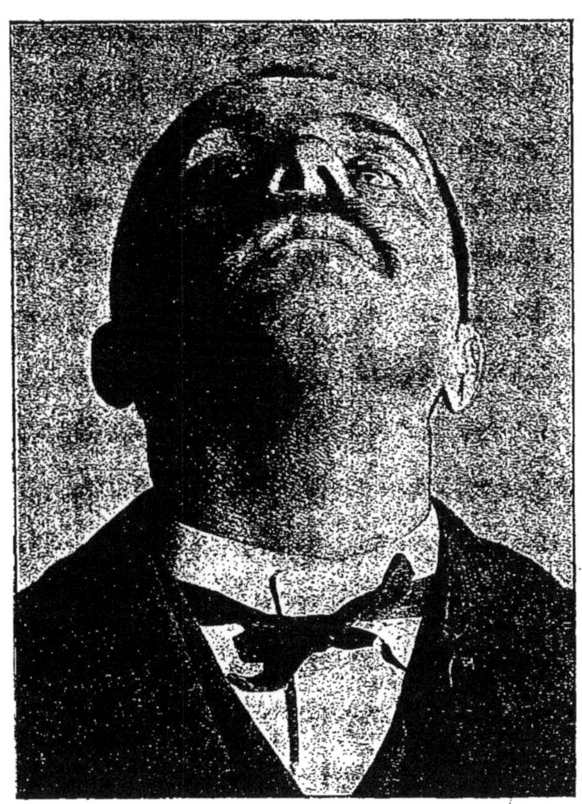

Ganglion sus-hyoïdien. — Incision de quatre centimètres sur la ligne médiane, au dessus de l'os
hyoïde. — Suture intradermique. — Malade photographié vingt jours après l'intervention. — Cicatrice
peu apparente.

La malade a été soumise fort longtemps au traitement à l'huile de foie de morue.

État général excellent.

Le 16 mai, la malade est opérée par M. Rollet, suppléant M. Poncet. Incision de sept à huit centimètres de longueur située à deux travers de doigt au-dessous du bord inférieur du maxillaire et parallèlement à celui-ci. Ablation de deux volumineux ganglions caséeux (volume d'une grosse noix).

Suture intradermique faite par M. Commandeur. Mais l'un des ganglions s'étant ouvert pendant l'extirpation, on juge prudent de faire un petit drainage postérieur. La malade sort à peu près guérie. Toute la portion (6 centimètres) qui a été suturée est parfaitement réunie.

OBSERVATION XIV

Recueillie par M. Commandeur, interne du service
à la clinique de M. le professeur Poncet suppléé par M Rollet

Ganglion sus-hyoïdien

Louis B..., âgé de 32 ans, coiffeur, entre à St-Philippe, le 22 mai 1895.

Rien à relever dans les antécédents héréditaires sauf peut-être une tuberculose tibio-tarsienne (?) chez la mère.

Chez le malade, bonne santé habituelle, mais pleurésie à l'âge de 14 ans.

Il y a trois mois et demi, le malade a constaté, un peu au-dessus et en avant de l'os hyoïde, l'apparition d'un ganglion induré tout d'abord, de dimensions réduites, a demeuré stationnaire pendant deux mois environ et a augmenté progressivement de volume jusqu'à ce jour.

Actuellement une masse ganglionnaire remplit presque totalement la région sus-hyoïdienne ; elle est composée de ganglions du volume d'une grosse noisette.

Ces ganglions sont ramollis légèrement et donnent la sensation de fausse fluctuation.

Cette masse, par sa situation même, gêne un peu le malade dans sa respiration, mais sans le faire nullement souffrir.

Les téguments sont tendus et amincis ; ils ne présentent pas d'irritation appréciable. Les mouvements du cou ne semblent pas gênés.

Bonne santé générale.

Le malade est opéré par M. Rollet.

Incision de 4 centimètres sur la ligne médiane du cou ; suture intradermique complète.

Sort guéri.

Revu plusieurs fois depuis, la cicatrice linéaire pâlit et disparaît de plus en plus. (Voir planche II).

OBSERVATION XV

(recueillie par M. Denis, interne de service)

Collection de la clinique de M. le professeur Poncet

Ganglion préauriculaire

Claudine B..., 36 ans, ménagère, entre le 25 mai à Sainte-Anne.

Rien à relever dans les antécédents héréditaires.

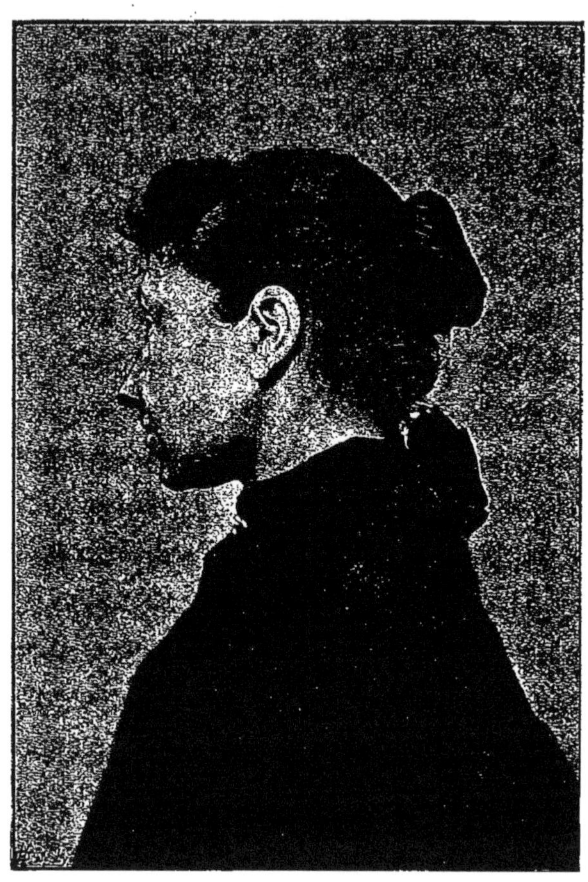

Ganglion préauriculaire. — Incision verticale de quatre centimètres en avant du lobule. — Suture intradermique. — Cicatrice insignifiante. — Malade photographiée un an après l'intervention.

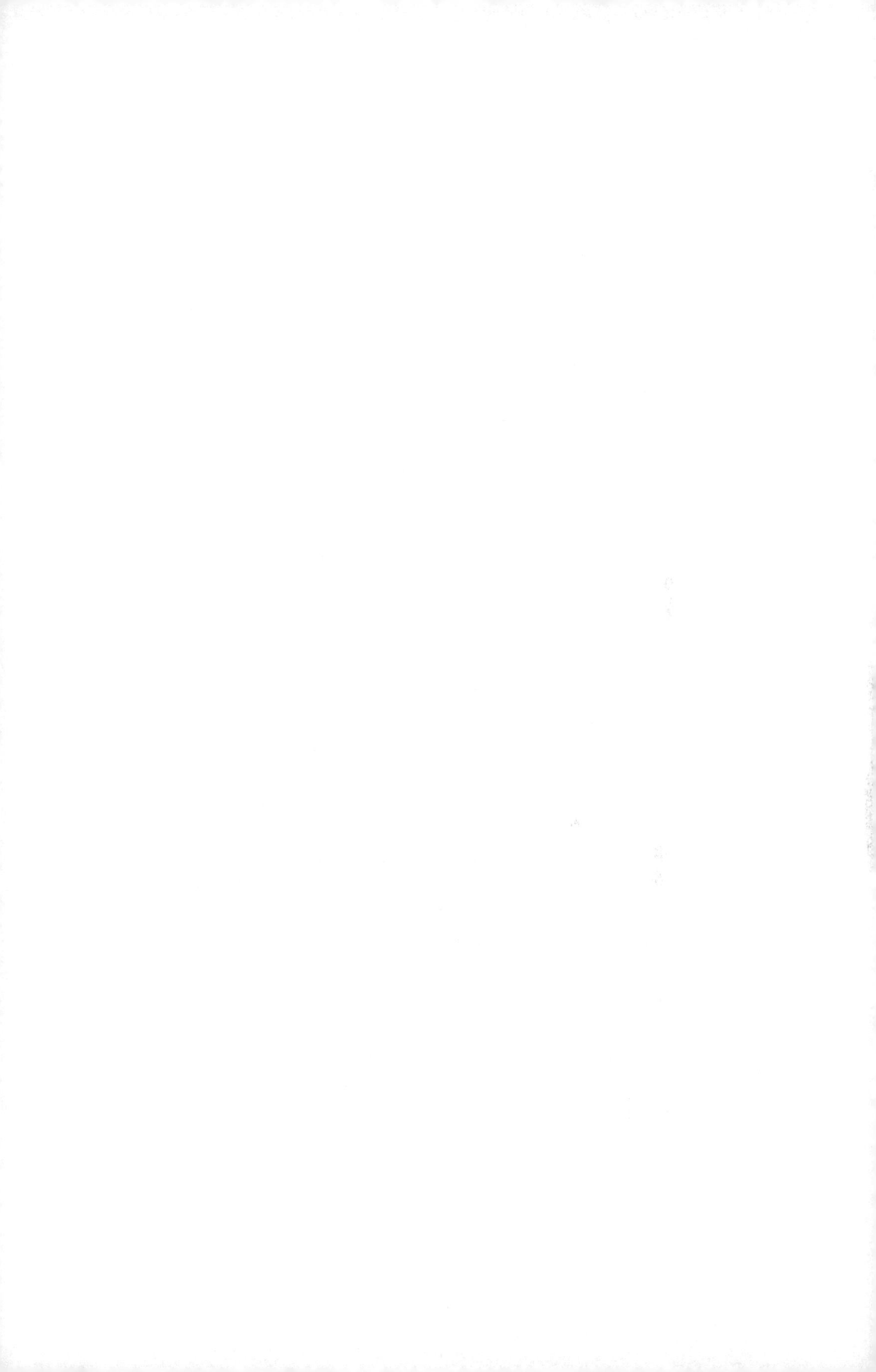

Antécédents personnels : Il y a deux ans et demi, abcès du sein incisé et guéri en trois mois.

Depuis quatre ou cinq ans environ, la malade était porteuse d'un ganglion induré de la grossenr d'un petit pois chiche situé au-dessous du lobule de l'oreille gauche. Stationnaire pendant plusieurs années, il prit tout à coup, il y a six mois environ, un développement plus rapide allant s'accentuant jusqu'à l'heure actuelle sans s'accompagner de retentissement sensible sur l'état général.

Actuellement, on aperçoit au-dessous et en avant du lobule une tuméfaction de la grosseur d'une noix, arrondie et acuminée, indurée et mobile sur les plans sous-jacents, et sous la peau qui glisse sur elle et ne présente aucune altération.

Pas d'autres ganglions en aucun point du corps.

27 mai 1895. — La malade est opérée par M. Rollet qui fait une incision de 4 centimètres en avant du lobule. Ablation d'un ganglion gros comme une dragée.

M. Commandeur fait la suture intradermique.

Le 3 juin, la malade sort guérie avec une cicatrice imperceptible.

Revu la malade le 8 juin 1896. Elle nous dit que la cicatrice s'est effacée graduellement.

Actuellement elle est invisible pour celui qui n'est pas prévenu de son existence. Elle se traduit simplement par un trait blanchâtre indiquant la ligne d'incision.

Pas de récidive ganglionnaire ni dans le voisinage, ni ailleurs. Seulement depuis trois mois l'état général s'est altéré : Perte de l'appétit, amaigrissement, diarrhée.

Nous auscultons ses sommets sans trouver autre chose qu'une expiration prolongée à droite et en arrière.

La malade n'a rien perdu de son activité physique. (Voir planche III).

OBSERVATION XVI

Récueillie par M. Denis, interne dans le service
de M. Poncet suppléé par M. Rollet

Goître exophtalmique. — Thyroïdectomie partielle

Antoinette F..., 22 ans, repasseuse, entre à Sainte-Anne
le 12 juin 1896.

Parents bien portants. Une sœur morte en venant au
monde.

Pleurésie à gauche, il y a seize ans. Pas d'autre affection
grave à noter. Réglée à 13 ans, toujours très régulièrement.

Il y a un an environ, la malade constata une augmentation considérable du volume de la région antérieure du
cœur. En même temps apparaissaient des phénomènes
hystéro-nerveux : le caractère devenait irritable et bizarre ;
bouffées de chaleur après le repas ; appétit bon, digestions
lentes et pénibles, constipations intermittentes. Douleurs de
tête continue, marquées surtout au niveau du vertex s'accentuant après les repas ; quelquefois plus marquées sur le
front ; essoufflement rapide au moindre effort ; jambes
affaiblies ; quelquefois palpitations cardiaques. Le sommeil
était cependant conservé ; amaigrissement notable.

Pendant dix mois, tous ces phénomènes vont en augmentant peu à peu et il y a deux mois subissent une poussée
nouvelle : alors apparaissent les tremblements, des phénomènes de suffocation et de dysphagie : l'exorbitisme
préexistant s'accentue.

La malade invoque comme étiologie des chagrins vifs
qu'elle a éprouvés antérieurement au début de la maladie,
il y a plus d'un an, au sujet de son mariage.

Actuellement, on observe les mêmes phénomènes à un degré plus élevé. La malade se plaint surtout de céphalée, de dyspnée et de dysphagie.

Ces douleurs sont presque continues, plus accentuées après le repas, cèdent au sommeil et siègent principalement au sommet de la tête.

La dysphagie est assez accentuée; la malade se nourrit cependant comme tout le monde; mais les repas se font lentement, au prix de beaucoup d'efforts; aussi la malade restreint-elle son alimentation : l'appétit fait d'ailleurs défaut. L'amaigrissement est évalué par la malade à sept kilogrammes par année.

Les phénomènes d'oppression se présentent quatre ou cinq fois par semaine sous forme d'accès de durée variable mais assez courte, pendant lesquels la malade accuse une sensation de constriction assez violente, et doit s'asseoir pour respirer plus librement. Les accès sont déterminés soit par la fatigue, soit par une émotion, soit par un effort.

A l'examen, le cou est le siège d'une augmentation de volume notable quoique peu considérable, développée au dépens de l'isthme du corps thyroïde. On sent là une tuméfaction du volume d'un petit œuf étalée tout autour de la trachée. Les lobes latéraux paraissent augmentés de volume et se prolongent de chaque côté, surtout à droite, sur les côtés du larynx où on les sent glisser sous la peau dans les mouvements de déglutition de la malade.

Le volume apparent de cette tumeur varie suivant les circonstances. Il atteint son maximum lorsque la tête, droite et en équilibre, la malade laisse ses muscles au repos; mais il diminue immédiatement sous l'influence de la contraction de ces derniers et vient alors plonger derrière le sternum, comprimer la trachée et déterminer des phénomènes dyspnéiques. Avec la main on peut la réduire de même.

A l'auscultation, cette tuméfaction ne présente ni bruit ni souffle : il n'y a pas d'expansion et la consistance en est molle, mais non kystique ; on ne sent pas d'ailleurs de fluctuation.

Les yeux sont brillants, gros et saillants comme projetés hors de leur orbite : cependant la malade y voit clair. Quelquefois un peu d'épiphora.

Phorphènes.

Les yeux sont très sensibles à la lumière et à l'air frais.

Les tremblements se manifestent dans tout le corps, mais principalement dans les mains : empêchent parfois l'écriture, mais jamais le maniement du fer à repasser.

Légère modification de la phonation.

L'auscultation du cœur révèle un souffle systolique à la pointe, doux, à peine perceptible et ne se propageant pas. Claquement marqué du deuxième bruit. Un peu d'arythmie.

Dans les vaisseaux du cou, souffle avec renforcement systolique. Les carotides sont déviées en dehors et en arrière, et battent à un travers de doigt en dehors de l'articulation sterno-claviculaire.

Les poumons sont normaux, sauf à gauche où l'on perçoit encore quelques frottements dus à l'ancienne pleurésie.

Quelquefois quintes de toux suivant de près les accès d'oppression et s'accompagnant d'une expectoration peu abondante, assez claire et spumeuse. Jamais d'hémoptysies.

Perte des forces assez notable. Un peu de tristesse et d'hypochondrie.'

La malade est opérée le 15 juin par M. Rollet. Une incision médiane est pratiquée sur une longueur de cinq à six centimètres. On tombe sur un petit kyste hématique de la grosseur d'une noisette. On essaye mais en vain de l'énucléer et devant l'impossibilité d'y parvenir on pratique une thyroïdectomie partielle.

M. Commandeur fait une suture intradermique incomplète. Drainage inférieur.

Là malade sort complètement guérie. La cicatrice est déjà peu apparente.

OBSERVATION XVII

Collection de M. le professeur Poncet

Adénite cervicale

Marie T.. , 30 ans, tisseuse, entre à Sainte-Anne le 20 juillet 1895.

Père bien portant. La mère serait porteuse d'un cancer au dire de la malade. Treize frères ou sœurs ; un mort du croup, un autre d'accident, un autre d'affection inconnue.

Malade bien portante jusqu'au début de l'affection actuelle. Elle a eu il y a quatre ans un enfant qui est en bonne santé. Elle s'est aperçue pour la première fois, il y a deux mois, de la présence d'une petite grosseur du volume d'une gobille, qui n'était pas dure, bien mobile sous la peau et sur les plans sous-jacents.

En même temps que cette tumeur augmentait progressivement de volume, la malade ressentait des malaises généraux. Elle maigrissait : fièvre fréquente le soir et la nuit ; inappétence, manque de forces, insomnie fréquente.

Actuellement on constate au niveau de l'angle de la mâchoire à droite une tumeur du volume d'une orange, remon-

tant en haut jusqu'à l'insertion supérieure du sterno-cleido-
mastoïd.en, descendant en bas jusqu'au niveau d'une ligne
horizontale passant par le bord inférieur du maxillaire. Cette
tumeur est dure, non fluctuante, mais pas d'une dureté
ligneuse. Elle est située sous le sterno mastoïdien qui est
mobile sur elle. De même la tumeur est un peu mobile sur
les plans sous-jacents. A son niveau la peau est mobile et
absolument normale, sans changement de coloration. En
avant la tumeur s'insinue sous la branche montante du
maxillaire, en bas sous la branche horizontale.

La tumeur n'est pas douloureuse spontanément ; il y a de
la gêne dans les mouvements de la tête et dans les mouvements de mastication, un peu de douleur à la palpation.

Au dire de la malade il n'y aurait qu'une quinzaine de
jours que la tumeur serait devenue dure ; avant, paraît-il,
elle était assez molle.

Pas d'adénite axillaire, ni inguinale.

Un peu d'hypertrophie thyroïdienne.

La malade est opérée le 22 juillet par M. Curtillet, chef de
clinique. Il enlève un volumineux ganglion, ramolli à son
centre et qui pendant son extraction laisse échapper quelques gouttes de son contenu dans la plaie

Suture intra dermique en laissant à la partie inférieure de
l'incision un orifice par lequel passe une mèche de gaze
iodoformée.

Réunion parfaite de la région suturée.

Oblitération très rapide de l'orifice inférieur après l'ablation de la mèche au premier pansement (quatrième jour).

19 juin 1896. Revu la malade. Depuis l'intervention aucun autre ganglion ne s'est hypertrophié.
Bon état général.

La malade ne peut nous dire si la cicatrice est

allée en s'effaçant. Néanmoins elle est peu apparente, exactement rectiligne d'un millimètre de largeur dans les trois quarts supérieurs, de deux millimètres dans le quart inférieur, c'est-à-dire dans ce même angle où l'on avait introduit un drain.

La cicatrice est blanchâtre, tranche un peu sur la peau brune de la malade.

OBSERVATION XVIII

(Observations cliniques de M. le professeur Sevéreanu de Bucarest, publiées par M. Gruescu) (1)

Kyste sébacé de la région inguinale gauche. — Extirpation, guérison.

G. B .., étudiant, 28 ans, entre dans le service de M. le professeur Sevéreanu le 6 mars 1896.

Le malade se plaignait d'une tumeur qui apparut en novembre dernier. Il l'attribue aux longues marches, le patient était alors réserviste.

La tumeur est située dans la région inguinale gauche. Sa forme et ses dimensions sont celles d'une poire. Les téguments qui la recouvrent ont une couleur rouge violacée, un aspect brillant intense.

A la palpation, ont sent la tumeur molle, fluctuante, très

---

(1) Traduit du roumain par M. Trifon.

mobile avec les téguments dans l'épaisseur desquels elle est située.

Pas de douleur provoquée soit par la marche, soit par la palpation ou la pression. Ne gêne le malade que par sa présence.

Opération. — Anesthésie locale à la cocaïne.

Ablation totale de la tumeur, en enlevant la peau ulcérée, et celle qui allait le devenir.

Le kyste etait tout à fait superficiel.

On pratique la suture intra dermique.

Le malade quitte le service guéri.

OBSERVATION XIX

(recueillie par M. Piollet, externe du service)
Collection de la Clinique de M. le professeur Poncet

Adénite sous-maxillaire. — Chéloïde

Joséphine V..., 17 ans, cultivatrice, entre à Sainte-Anne le 14 avril 1896.

Mère morte il y a quatre ans d'affection pulmonaire aiguë. Père bien portant. Frères et sœurs en bonne santé ; aucun ne présente de manifestation rachitique quelconque.

Cette malade a fait l'année dernière, à peu près à cette époque, un séjour de quatorze jours à la salle Saint-Paul, où elle fut opérée pour des ganglions cervicaux assez volumineux qu'elle portait depuis trois ans. Ces ganglions ne l'avaient jamais fait souffrir, mais la gênaient.

Il n'y eut pas de complications.

A sa sortie de l'hôpital, la cicatrisation n'était pas encore complète ; à la partie supérieure de la plaie se trouvait une fistulette qui se ferma au bout de quinze jours.

La malade se porta très bien depuis cette époque jusqu'en 1896. Elle s'aperçut alors d'une nouvelle grosseur qui apparaissait à la partie supérieure de la cicatrice et qui augmentait peu à peu. En même temps survenait une tumeur analogue à la région sus-claviculaire du même côté, c'est-à-dire à droite.

Actuellement, on constate à la partie droite du cou une cicatrice de quelques millimètres de large, sur huit à neuf centimètres de long ; la cicatrice est souple, nullement douloureuse.

A la partie supérieure de la cicatrice, c'est-à-dire en arrière et en dessous de l'angle de la mâchoire, on sent un gros ganglion du volume d'une petite noix, dur et résistant à la pression, très mobile, complètement indolore.

Un autre semblable et à peu près de même volume à la région sus-claviculaire, près de la portion inférieure de la cicatrice. A côté de celui-ci et en allant vers sa région externe, deux ou trois autres petits ganglions.

Pas de ganglions axillaires.

Pas de ganglion à gauche ni à la région cervicale ni à la région sus-claviculaire.

Très bon état général.

Rien aux poumons.

20 avril 1896. — Incision le long du bord antérieur de la chéloïde ; on tombe sur trois ou quatre ganglions tuberculeux suppurés qn'on peut énucléer.

Ablation de la chéloïde, suture intradermique avec drains à la partie inférieure de la plaie.

Un peu de suppuration oblige à faire sauter le fil.

30 avril. — Va bien.

15 mai. — Cicatrice au cou très visible, mais peu dif-
forme. Plus de fistules.

D'après ce que nous écrit cette malade (21 juin
1896), elle ne paraît pas avoir retiré grand bénéfice
de l'intervention. Depuis qu'elle a quitté l'Hôtel-
Dieu, la cicatrice a augmenté, et de nouveaux ganglions se sont hypertrophiés : « pas très grosses encore (les glandes), à peine les sent-on en tâtant
avec le doigt ; il y en a une derrière l'oreille très
petite, mais en bas de la cicatrice on en sent deux
autres un peu plus grosses. »

OBSERVATION XX

(recueillie par M. Bérard, interne du service)

Collection de la Clinique de M. le professeur Poncet

Goître polykystique, médication thyroïdienne. Ablation

Claudine G..., 31 ans, domestique, entre à Sainte-Anne le
8 mai 1896.

Rien dans les antécédents héréditaires et personnels.

Quelques goîtres dans le pays où l'on s'alimente avec de
l'eau de citerne.

Début de la tumeur il y a dix ans ; augmentation progressive sans poussées.

Traitement à l'iodure, à la liqueur de Fowler ; pommade
iodée depuis plusieurs années n'a amené aucune régression
de la tumeur.

Peu de troubles fonctionnels : voix seulement enrouée

non goîtreuse. Un peu d'oppression et quelques palpitations après les marches forcées.

La tumeur est oblique dans le sens du lobe thyroïdien droit, déplacée avec le larynx dans la déglutition. Trachée aplatie et assez fortement déplacée à gauche , paquet vasculo-nerveux rejeté sous l'oreille droite.

Tumeur rénitente avec points kystiques pourtant sans fluctuation étendue. Pas de battements ; volume d'une grosse poire.

Etat général bon ; état intellectuel normal.

14 mai. — Médication thyroïdienne (deux pastilles par jour).

Pas de régression de la tumeur, mais ascension de la température à 38°5, 39°, 39°5 pendant toute la durée de l'absorption de la thyroïdine.

6 juin. — Anesthésie à l'éther. Incision longitudinale cervicale qui conduit sur le peaucier et les muscles tendus en bride devant la tumeur peu atrophiée.

La tumeur dénudée, M. Poncet tente de la ponctionner ; pas de liquide. Suintement sanguin peu considérable au niveau de la ponction du trocart.

Incision accessoire de deux centimètres branchée sur l'incision principale vers son milieu et perpendiculaire à elle du côté droit.

Le goître est alors traité comme une tumeur solide : décortication sur les parties d'ailleurs très limitées de la surface qui sont encapsulées ; heureusement la tumeur dans son développement s'est en partie énucléée du corps thyroïde. Par décollement combiné à quelques sections celluleuses et terminé enfin par séparation au ciseau, de tissus sains au niveau de l'isthme, la tumeur est enlevée, ayant à sa face profonde quelques débris thyroïdiens peu malades.

On ne voit ni les artères, ni le récurrent, et dans les ligatures isolées et hémostatiques pratiquées ensuite, il ne semble pas qu'il y ait de tronc vasculaire considérable.

Les vaisseaux, carotide et jugulaire interne, sans augmentation notable de volume, se trouvaient repoussés en arrière et un peu en dehors. La trachée un peu aplatie et ramollie sur le côté droit, avait été refoulée à gauche.

Suture hémostatique. — Drain.

Suture intradermique réunissant les lèvres des deux incisions.

La tumeur est un goître en voie d'évolution vers la transformation aréolaire.

Au premier pansement, on note une suppuration autour du drain ; la plaie cutanée est réunie dans les trois quarts supérieurs de l'incision ; pas de cicatrice apparente dans la partie visible du cou.

Cette légère complication a retardé de trois semaines la cicatrisation complète.

OBSERVATION XXI
(résumée)
Receuillie par M. Bérard, interne du service
Collection de la clinique de M. le professeur Poncet

Goître kystique du lobe médian. — Enucléation
intraglandulaire

Marie B..., 30 ans, ménagère, entre à Sainte-Anne le 18 mai 1893.

Sa mère aurait eu après ses couches une grosseur au cou qui aurait disparu par un traitement interne.

Elle entre à l'hôpital pour un goître dont elle serait porteur depuis sa couche, ou plus exactement depuis la fin de son nourrissage, lors du retour des règles. Depuis, la tumeur a grossi progressivement, avec poussées congestives au moment des règles, sans accident grave toutefois.

Actuellement, elle a le volume d'une orange, est située sur la ligne médiane dans la moitié inférieure du cou. Consistance rénitente ; kyste probablement uniloculaire à parois assez épaisses, non sillonnées de vaisseaux volumineux, sans battements, ni souffles.

Voix normale. Oppression assez forte à l'effort, quelques palpitations.

Un peu d'exorbitisme depuis quelques mois; beaucoup de nervosisme, sans autre signe de la maladie de Basedow.

Le 23 mai, la malade est opérée par M. Poncet. Anesthésie à l'éther (incision longitudinale médiane). Ponction du kyste : liquide hématique, puis franchement sanguin venant de la face interne de la paroi. Pince sur l'orifice et décortication menée assez rapidement. Hémorrhagie en nappe vite arrêtée par une suture intraglandulaire hémostatique. On ne pose qu'un fil à ligature sur une artériole, suture intradermique. Drain.

Immédiatement après l'opération, la température monte à 40° pour s'y maintenir un jour sans aucun phénomène pouvant faire croire à de l'infection. Puis défervescence progressive, le septième jour seulement, température normale.

25 mai. — Au bout de quarante-huit heures, le drain est enlevé ; pas de trace d'inflammation autour de la plaie. Le septième jour, nouveau pansement; la réunion est parfaite ; le fil de la suture intradermique est retiré sans effort et la cicatrice est déjà à peine visible à ce niveau.

OBSERVATION XXII
(résumée)
Recueillie par M. Bérard, interne du service
Collection de la clinique de M. le professeur Poncet

Goître kystique

Mathilde C..., 20 ans, cultivatrice, entre à Sainte-Anne, le 24 mai 1896.

Une sœur a eu un goître volumineux qui aurait disparu à la suite de frictions.

Habite région goîtrigène.

Début de l'affection actuelle il y a dix ans, marche très lente pendant huit ans ; il y a deux ans, la tumeur a brusquement augmenté, puis nouvelle hypertrophie progressive et lente.

Bon état général, pas d'exophtalmie, ni de tremblements, pas de nervosisme.

Goître kystique siégeant sur la ligne médiane, plongeant peut-être un peu en arrière. Pas de veines superficielles. Larynx non déplacé. Trachée déviée à gauche.

Depuis plusieurs années voix sourde, mais non rauque, pas de dyspnée. Cependant palpitations faciles, essoufflement à l'effort.

Physionomie ouverte, plutôt intelligente.

Tour de cou, 41 centimètres.

28 mai. — La malade est opérée par M. Poncet.

Incision longitudinale longue. Muscles un peu adhérents, peu atrophiés au devant de la tumeur.

Est dénudée, vidée d'abord par un trocart, puis par une longue incision, d'un liquide noirâtre chocolat tenant en suspension des caillots volumineux.

Enucléation désormais facile, sans hémorragie notable. La tumeur plongeait en arrière du sternum sur la ligne médiane. La trachée est revenue à la position normale, mais la face droite au niveau de la tumeur est assez nettement ramollie.

Un peu de tirage au début de l'opération, qui disparaît dès que le kyste est vidé.

Suture hémostatique intraglandulaire.

Suture intradermique complétée par un petit surget cutané. Drain au point déclive.

Suites immédiates excellentes.

Ecoulement assez considérable de sérosité hématique durant quinze jours. Il se forme un petit hématome qui retarde un peu la cicatrisation. Néanmoins celle-ci s'effectue au bout de trois semaines. La cicatrice est peu apparente.

OBSERVATION XXIII

(résumée)

Recueillie par M. Bérard, interne du service

Collection de la clinique de M. le professeur Poncet

Goître charnu

Marie S..., 38 ans, religieuse, entre à Sainte-Anne, le 4 juin 1896.

Sa mère aurait eu un goître peu volumineux.

Habite région goîtrigène.

A l'âge de 10 ans, la malade a subi un traitement intern e pour un petit goître qui rétrocéda d'abord puis réapparut il y a quatorze ans. Accroissement progressif par poussées brusques. Depuis sept à huit ans, palpitations faciles et dypsnée d'effort.

Actuellement, tumeur médiane du volume d'une mandarine, de consistance rénitente, mais avec une dureté un peu inégale ; connexions larges avec le reste de la glande dans la profondeur.

Peu de refoulement des vaisseaux en dehors. Pas de signe de sténose trachéale, pourtant voix pâteuse.

9 juin. — La malade est opérée par M. Poncet.

Incision médiane longitudinale sur la tumeur.

Les muscles sous-hyoïdiens incisés, on arrive sur une capsule très vasculaire laissant voir à travers elle une couche de tissu thyroïdien normal encadrant la tumeur. Pour se donner du jour et luxer facilement celle-ci, large débridement horizontal.

La coque de tissu thyroïdien incisé, le goître est assez facilement énucléé.

Suture hémostatique intraglandulaire ; on lie pourtant isolément quatre ou cinq grosses veines superficielles ou profondes.

Drain à l'angle inférieur.

Suture intradermique assez laborieuse, deux fils croisés.

Bon résultat esthétique.

OBSERVATION XXIV

Kyste branchial du volume d'une petite noix situé sur la ligne médiane du cou chez une jeune fill: de 20 ans. Suture intra-dermique. Réunion parfaite par première intention. Cicatrice insignifiante à peine appréciable.

La malade opérée par M. Poncet, et revue trois mois après, peut se découvrir le cou sans que l'attention soit appelée par une ligne cicatricielle apparente. La cicatrice n'est représentée que par une tout petite ligne blanche qu'il faut chercher pour la trouver.

CHAPITRE IV

———

AVANTAGES ET INCONVÉNIENTS DE LA SUTURE INTRADERMIQUE

Il est intéressant, à cinquante ans d'intervalle, de rapprocher les arguments sur lesquels s'appuyait Chassaignac, dans son mémoire, de ceux que les vulgarisateurs actuels de la suture épidermique ont développés.

Les conclusions de l'illustre chirurgien étaient les suivantes :

« Parmi les avantages que je suis porté à lui reconnaître plutôt à priori que d'après les faits, puisque je ne possède sur ce sujet qu'une seule observation, je mentionnerai les suivants :

1° Moins de douleur que dans les autres procédés

de suture, qui intéressent la peau dans toute son épaisseur.

2° Très grande rapidité d'exécution. En quelques instants, on peut, par ce procédé de faufilure, parcourir toute la longueur d'une plaie très étendue. Dans mes expériences sur le cadavre, j'avais fini, en un très court espace de temps, la suture en question, sur un trajet de huit à dix travers de doigt.

3° Ce procédé donne lieu à une cicatrice plus rigoureusement linéaire que celle qui provient des autres modes de suture.

4° Enfin, la suture étant à l'intérieur de la plaie qu'on veut réunir et ne dérobant à la vue aucun point du trajet de la solution de continuité, permet de surveiller plus facilement que dans les autres modes de suture le travail de la cicatrisation. »

Il ajoute que ce procédé peut mettre à l'abri des phlegmasies érysipélateuses, qui ont quelquefois pour point de départ les piqûres faites à la couche superficielle de la peau, et la pression plus ou moins douloureuse des anses de fil de celui-ci.

Quelques-uns de ces arguments n'ont plus qu'un intérêt rétrospectif. Toutefois il est logique de penser que du temps de Chassaignac, les piqûres de l'épiderme par une aiguille infectée étaient de nature à augmenter les chances de suppuration et de mortification de la peau.

L'argument de la diminution de douleur, tiré à priori de ce fait que la couche papillaire du derme — la plus sensible — n'est pas intéressée comme dans les autres procédés, mériterait d'être vérifié. Personnellement nous n'avons aucune opinion à cet égard. Toutes les sutures intradermiques faites dans le service de Monsieur le professeur Poncet, ont été pratiquées sur des sujets anesthésiés. Et cependant il serait intéressant d'élucider cette question, car on est très souvent appelé à faire des sutures à la face ou au cou pour des plaies traumatiques. Dans ces cas, bien que la douleur causée par la piqûre de l'aiguille soit très grande, on ne songe pas à soumettre le patient à l'anesthésie.

Néanmoins, en admettant que la suture intradermique soit moins douloureuse, comme elle exige un temps assez long, le malade n'y gagnerait pas grand'chose : la douleur serait alors moins intense mais assurément plus prolongée.

Nous ne pensons pas, en effet, comme Chassaignac, que la suture intradermique doit être recommandée pour sa rapidité d'exécution. Nous l'avons vu faire bien des fois par des chirurgiens très habiles, familiarisés avec elle, et toujours nous avons constaté qu'elle exigeait de la patience et sensiblement plus de temps que les autres procédés généralement employés. C'est même un des reproches dont elle est passible.

Nous croyons aussi que la suture de Chassaignac est moins solide surtout, soit que la suture à points métalliques séparés, soit que la suture enchevillée. On ne pourra donc l'employer dans les plaies où les lèvres ont une grande tendance à l'écartement.

Chassaignac avait observé très justement en notant l'aspect plus rigoureusement linéaire de la cicatrice.

Voilà bien l'avantage réel, indiscutable de la suture intradermique, celui qui prime tous les autres et qui en justifie presque toutes les indications.

Eviter des cicatrices disgracieuses constitue sans doute un mince avantage pour la clientèle d'hôpital (ceci nous donne peut-être la raison de l'indifférence de tant de chirurgiens à l'égard de ce procédé). Il n'en est pas de même dans la clientèle de la ville, chez laquelle on pense avant tout aux traces de l'intervention. On peut même dire que cette préoccupation tient la plus grande place dans l'esprit des malades. Lorsque dans une famille un chirurgien propose une opération dans une région apparente, on ne manque pas de lui dire : « Est-ce que cela marquera beaucoup ? » Les cicatrices des pustulée vaccinales ne sont pas très disgracieuses, comparées à des cicatrices opératoires ; cependant la pratique de vacciner les fillettes au mollet s'est à peu près gnéralisée, uniquement parce qu'elle assure plus de charmes à un décolleté.

Toutes nos observations sont probantes à ce point de vue. On peut dire que sous le rapport esthétique elle a toujours donné ce qu'on attendait d'elle.

Quant au reproche d'exposer davantage à l'infection, il ne repose sur rien, sur aucun fait bien observé. Nous pensons même que l'on peut employer la suture intradermique lorsqu'il est nécessaire de placer un drain dans la plaie. Dans ce cas la suture a toujours bien tenu, et la cavité drainée a pu même suppurer très légèrement sans influer sur la solidité de la suture ni empêcher la réunion immédiate. Les observations XIII et XX le démontrent péremptoirement. Dans la première, l'un des ganglions caséeux s'était ouvert pendant l'opération et avait infecté la plaie. M. Rollet jugea prudent de faire un petit drainage postérieur. Toute la portion suturée (six centimètres) fut parfaitement réunie.

Dans l'observation XX, il s'agissait d'ablation de goître ; la plaie a légèrement suppuré sans compromettre ni solidité de la partie réunie ni le résultat esthétique.

La cicatrisation de la peau a lieu par première intention alors que les couches profondes de la peau suppurent plus ou moins abondamment. Malgré ces deux cas qu'il est intéressant de citer, une aseptie parfaite doit être considérée à priori comme l'élément indispensable pour obtenir un minimum de cicatrice.

A la suite de l'ablation de la glande thyroïde, malgré une hémostase très minutieuse, M. le professeur Poncet place toujours un petit drain dans la plaie pour empêcher la rétention du liquide séro-sanguinolent généralement abondant.

D'une façon générale, lorsqu'il y a eu drainage, la ligne de cicatrice est un peu plus accusée vers l'angle inférieur de la plaie. Comme le disent avec beaucoup de justesse MM. Rollet et Commandeur : « Réduire une cicatrice de six centimètres à un, est déjà un bon résultat que l'on doit chercher à obtenir ».

Lorsque la réunion a été parfaite, la cicatrisation s'est opérée très simplement. Le plus souvent au bout de trois à cinq jours après l'intervention, les malades n'avaient plus besoin de pansement.

Donc, en résumé, réunion parfaite très rapide, cicatrice peu visible, possibilité du drainage.

INDICATIONS

Les indications de la suture intradermique découlent de ce que nous venons de dire plus haut.

Nous avons déjà insisté sur son emploi fréquent dans les régions découvertes comme la face et le cou.

Les plaies traumatiques y sont assez fréquentes, soit à la suite d'une chute sur un corps tranchant, soit après un coup de couteau ou de sabre.

Pendant notre internat à Oran, nous avons observé toute une série de plaies traumatiques très variées produites par *les coups de matraque*. Ils peuvent causer aussi bien une ecchymose insignifiante qu'une fracture du crâne ou du maxillaire. Les plaies que l'on observe le plus souvent siègent aux joues, au cuir chevelu ou à la lèvre ; leurs bords ont la netteté de celles qui sont causées par un instrument tranchant.

Etant de garde à l'hôpital civil, nous reçumes un jour un Arabe, victime d'un coup de matraque ayant sectionné la base du nez, aussi nettement que le bistouri dans l'extirpation des fibromes naso-pharingiens. Nous pratiquâmes une suture à la soie à points séparés. Le résultat fut bon, mais eut été bien meilleur avec l'emploi de la suture intradermique, non seulement pour ce cas spécial, mais pour toutes ces autres plaies traumatiques ayant des caractères définis.

Elle devra être le dernier temps de l'ablation des différents **kystes** observés si souvent à la face et au cou, kystes sébacés que l'on rencontre un peu partout, ou kystes dermoïdes dont le siège est prévu.

Au cou, ces derniers tantôt sont latéraux occupant alors les régions sterno-mastoïdienne ou sous-maxillaire, tantôt sont médians et alors les incisions opératoires doivent être sus-hyoïdienne, sus-sternale ou thyro-hyoïdienne.

A la face, la racine du nez, la queue du sourcil, leur siège habituel, sont des régions encore plus apparentes.

Généralement c'est à la puberté (époque de leur accroissement), plus souvent au moment du mariage ou après la réforme du service militaire, que les malades réclament une intervention.

A rapprocher des tumeurs bénignes, les **nœvus** dont l'ablation est basée uniquement sur une question d'esthétique ; la suture intradermique nous permettra de compter sur un bon résultat.

Nous n'en dirons pas de même des tumeurs malignes, épithéliomas de la face ou des lèvres. Le chirurgien a affaire le plus souvent à des sujets âgés chez lesquels le culte de la beauté plastique a cessé de faire partie de leurs préoccupations. D'ailleurs, dans le cas particulier de l'ablation des épithéliomas de la lèvre, l'incision en V suivie de la suture enchevillée avec épingles donne toujours les meilleurs résultats au point de vue de la coaptation parfaite.

Telle que nous l'avons décrite, la suture de Chassaignac serait d'un emploi difficile dans le **bec de lièvre**. Là aussi il faut une certaine force pour maintenir les lambeaux accolés. M. le professeur Severeanu (¹) (de Bucarest) a décrit un nouveau procédé opératoire terminé par une suture qu'il appelle *un second mode de la suture intradermique.*

Il a eu l'occasion de l'appliquer pour un bec de lièvre uni-latéral gauche n'intéressant pas le maxillaire. Voici en quoi il consiste : de chaque côté de la fente labiale, incision à la limite de la muqueuse ; décollement de la peau sur une étendue d'un centimètre, de façon à avoir deux lambeaux, l'un muqueux, l'autre cutané.

Suture continue commencée de bas en haut des deux lambeaux muqueux. Avec le même fil on commence la réunion des deux lambeaux tégumentaires, mais d'une autre façon : à 2 ou 3 millimètres du bord de l'un d'eux on enfonce l'aiguille de dedans en dehors. Puis par l'orifice épidermique, on introduit l'aiguille de

---

(1) C. Gruescu. Observatiani clinice. Clinica chirurgicala. Professor Dʳ Severeanu, 1896. (Nous avons eu recours à l'obligeance de M. Trifon pour la traduction).

dehors en dedans, de façon à sortir à une petite distance du point d'entrée.

De là, le fil passe à travers le lambeau opposé dans un point correspondant d'abord de dedans en dehors, puis par le trou épidermique de dehors en dedans.

On revient au premier lambeau et ainsi de suite ; la suture est faite en zigzag, les anses des fils ne se voient pas au dehors ; elles restent dans l'épaisseur du derme. On aperçoit sur l'épiderme une double rangée de points dont chacun sert à la fois d'orifice de sortie et d'orifice d'entrée au fil de la suture.

Les lambeaux tégumentaires sont affrontés de façon à être mis en contact seulement par leurs parties cruentées.

Ce procédé, s'il permet de cacher dans le derme les anses du fil, a cependant l'inconvénient de traverser l'épiderme. Les photographies qui accompagnent l'observation du professeur Severeanu montre cependant le bon résultat obtenu.

En **ophtalmologie**, la suture intradermique a des indications très nettes. M. Rollet ([1]) la conseillait dernièrement pour éviter toute cicatrice dans l'extirpation méthodique et aseptique du sac lacrymal.

Dans l'ablation de la glande lacrymale, la question de la cicatrice a joué un certain rôle, puisque pour l'éviter on a imaginé un procédé par la voie conjonc-

---

([1]) E. Rollet. Traitement des dacryocystites par l'extirpation du sac lacrymal. Lyon médical, juin 1896.

tivale. Il compte d'ailleurs à son passif quelques accidents dus à ce qu'on opère à l'aveuglette, par exemple des hémorragies ayant produit un hématome décollant les tissus en arrière et amenant de la névrite optique. Avec la suture intradermique, on peut avoir recours au procédé le plus rationnel, celui de l'incision de la paupière. L'hémostase est en effet très facile dans une région largement découverte.

La plupart des opérations sur les paupières pourront aussi en bénéficier.

Comme pour l'ablation de la glande lacrymale, lorsqu'on étudie le traitement chirurgical de la **névralgie du trijumeau**, on est frappé de l'importance que la crainte de la cicatrice a toujours eue dans le choix du [procédé. L'étude des différentes incisions proposées entrent donc bien dans le cadre de ce travail.

Pour la résection du frontal, Raulin ([1]) préconise une incision courbe à concavité inférieure le long du sourcil, commençant en dedans de la racine du nez, finissant à la partie moyenne de l'arcade sourcilière et circonscrivant de la sorte un lambeau de deux centimètres de hauteur.

« Ce procédé d'exécution facile, dit Raulin, pré-
« sente un avantage précieux : réduire l'incision au
« minimum d'étendue et la faire en un endroit de
« la face où la cicatrice ultérieure sera aisément

---

(1) Raulin. Du traitement chirurgical de la névralgie du trijumeau. Thèse de Bordeaux, 1890.

« masquée par des sourcils touffus. Or, les règles
« de l'esthétique doivent avant toutes choses être
« sauvegardées chez une femme plus que chez un
« homme. »

Si l'on veut se rapporter à l'observation XI, on
notera le bon résultat qu'a obtenu M. Rollet dans
un cas de névralgie du sus-orbitaire. Les douleurs
n'ont plus reparu à la suite de la résection du nerf
et la cicatrice laissée par la suture intradermique a
absolument disparu aujourd'hui. Grâce à cette dernière le chirurgien pourra choisir telle incision qui
lui semblera la meilleure.

Les nerfs dentaires peuvent être atteints par deux
voies différentes : 1° par la cavité buccale ; 2° par
une incision intéressant en premier lieu la peau.
Raulin insiste sur l'absence de cicatrice par le premier procédé.

Un des points douloureux les plus fréquents est certainement le point d'émergeance du sous-orbitaire.

La voie cutanée est exclusivement employée ; les
incisions pratiquées sont très nombreuses ; elles
varient selon que le chirurgien veut atteindre le
nerf en dedans ou en dehors de l'orbite. Toutes
d'ailleurs siègent dans une partie du visage où la
plus légère cicatrice sera toujours apparente puisque
ni les poils ni les plis du visage ne pourront la
masquer.

Pour atteindre le nerf maxillaire supérieur et le
ganglion de Meckel, Molière n'hésitait pas à prendre
une voie très compliquée (le repli gingivo-labial)
afin d'éviter à tout prix une incision cutanée.

Les névralgies très fréquentes du dentaire inférieur ou de son bouquet terminal, le mentonier forceront à faire souvent des incisions là où ce rameau émerge du maxillaire.

Pour atteindre ces branches, les incisions sont très variables, peuvent être faites sur le bord inférieur ou la face externe de l'os.

Chez l'homme une cicatrice même considérable serait facilement masquée par la barbe ; mais chez la femme elle constituerait une difformité très regrettable.

En résumé suture intradermique pour fermer toutes les incisions destinées à atteindre un rameau du trijumeau. Avec elle le chirurgien pourra négliger la question de la cicatrice et dans le choix du procédé il se laissera influencer par d'autres considérations.

Les mêmes arguments s'appliquent à la **ténotomie** dans le torticolis par rétraction du sterno-mastoïdien. C'est le procédé le plus simple et le plus efficace pour obtenir immédiatement le redressement de la tête même dans les cas de torticolis très anciens.

Deux méthodes sont actuellement employées : 1° la ténotomie sous-cutanée, méthode classique ; 2° la ténotomie à ciel ouvert ([1]).

La première présente tous les inconvénients des

---

(1) Ch. Walter. Traité de Chirurgie de Duplay et Reclus.

interventions faites à l'aveuglette surtout dans une région aussi dangereuse.

La seconde au contraire a pour avantage d'être plus facile et d'exposer à moins d'accidents, la section des brides fibreuses de la gaine épaissie est pratiquée très aisément d'une façon plus large, plus efficace, de sorte que le redressement peut être fait presque immédiatement dans des cas où il n'aurait pu être obtenu que par un long traitement orthopédique, après la section sous-cutanée.

Tout semble donc plaider en faveur de cette dernière méthode et de fait il semble aujourd'hui qu'elle serait partout acceptée si elle n'exposait pas à un inconvénient important : la cicatrice. Aussi Volkmann lui-même n'employa-t-il sa méthode que chez des garçons.

Dans cette opération on ne refusera pas un rôle considérable à la suture intradermique. De parti pris il faudra l'employer après le procédé de choix : l'incision à ciel ouvert.

Si l'on se reporte à notre chapitre clinique, on verra que les chirurgiens de la Clinique ont employé assez souvent la suture intra dermique après l'ablation d'**adénites cervicales** tuberculeuses. La possibilité d'avoir une cicatrice peu visible permet de conseiller une intervention aux jeunes malades, avec bien plus d'insistance. La marche de cette affection les engage à se contenter d'applications de pommades plus ou moins *fondantes* ; avant de suppurer, ces ganglions s'hypertrophient quelquefois lentement, en tous cas leur évolution se fait toujours sans douleur. Aussi une jeune fille se laisse-t-elle inciser qu'avec peine les différentes régions cervico-faciales, pour être débarassée de ganglions causant une difformité le plus souvent moins choquante qu'une cicatrice opératoire.

A la Clinique, M. Poncet et M. Rollet ont opéré plusieurs malades atteintes d'adénites bacillaires dans les régions habituelles (sous-maxillaire, parotidienne, sus-hyoïdienne, pré-auriculaire) ; chez toutes le résultat esthétique a été des plus satisfaisants. Les malades revues dernièrement étaient enchantées et n'avaient pas de récidive.

Beaucoup de ces adénites ne suppureront jamais si l'on soumet les malades à un bon traitement médical, si on leur fait suivre une hygiène rigoureuse. Cette considération permet, assurément, d'éviter beaucoup d'interventions ou d'en retarder quelques-unes. Le plus souvent il vaut mieux opérer hâtivement. Nous avons vu des incisions de sept à huit cent. de longueur pour extirpation de ganglions, indiquées par une ligne cicatricielle insignifiante.

Dans certaines circonstances, les malades demanderont à être débarassées de ces **cicatrices déprimées, pigmentées,** bref si disgracieuses que laisse après elle la suppuration ganglionnaire. Le public n'ignore pas qu'elles sont souvent les stigmates de la tuberculose, et sous le nom d'*écrouelles* il les englobe toutes. Pour lui elles ont pour origine *les humeurs froides*. Les sujets qui en sont porteurs auraient donc intérêt à réclamer leur ablation au bistouri, avec suture intradermique et à les remplacer ainsi par une cicatrice linéaire.

M. le professeur Poncet emploie aujourd'hui couramment la suture intradermique dans la plupart des ablations de **goître**. Qu'il s'agisse de l'ablation intraglandulaire de kystes, d'une strumectomie totale, voire même d'une *thyroïdectomie* partielle, la suture intradermique sera toujours le dernier temps de l'opération. L'exothyropexie est la seule — est-il nécessaire de le dire ? — qui ne puisse en bénéficier.

Ainsi que nous l'avons vu dans les observations précédentes, l'emploi de la suture de Chassaignac est compatible avec toutes les incisions, non seulement comme on pourrait le croire avec l'incision médiane linéaire, mais aussi avec l'incision en ⊣, en T ou en +.

Malgré la présence du drain, il sera très souvent indispensable de faire précéder la suture intradermique de sutures perdues au catgut, selon le conseil de Reverdin. En rapprochant les parois, elles font d'abord disparaître ces cavités anfractueuses consécutives à l'ablation du goître. Le principal avantage de cette suture est d'être hémostatique en mettant en contact les faces de la plaie le plus complètement possible ; elle s'oppose ainsi à l'hémorragie post opératoire par lespetits vaisseaux.

Cet effet hémostatique n'est pas à négliger, car l'hémorragie opératoire est quelquefois abondante et après les ligatures faites, le suintement persiste par les petites veines de la capsule. Le chirurgien de Genève le fait remarquer avec raison : plus l'hémostase est parfaite, plus, toutes choses égales, la réunion par première intention a de chances pour elle et moins aussi la fièvre traumatique est accusée.

Dans la thérapeutique chirurgicale des goîtres, la suture intradermique à la soie ne sera le plus souvent qu'un complément des sutures perdues au catgut.

D'une façon générale, avec la suture de Chassaignac, on pourra traiter plus efficacement un certain nombre de **cicatrices difformes ou vicieuses.**

Ainsi, lorsqu'on se trouve en présence de brides filieuses isolées, limitées, dues à une brûlure ou à toute autre cause, l'excision simple suivie de suture intradermique est parfaitement indiquée. Elle pourra donner aussi un résultat esthétique plus parfait lorsque, pour des cicatrices étendues, l'autoplastie sera nécessaire.

En dehors des cicatrices difformes ou vicieuses et entraînant quelquefois une gêne fonctionnelle, il faut ranger avec Lyot (¹), sous le nom de cicatrices *dystrophiques*, celles qui, soit à cause des lésions nerveuses concomittantes, névrites périphériques, sections nerveuses, soit à cause du mauvais état des tissus, de varices ou d'une inflammation de voisinage, sont le siège d'accidents divers que l'on peut considérer comme des troubles trophiques ou de *nutrition*.

Tantôt elles sont le siège de douleurs très vives

---

(1) Lyot. Pathologie des cicatrices in Traité de chirurgie de Delbet 1896.

au moindre contact, privant le malade de sommeil et tiennent soit à un état névropathique du sujet, soit à de petits névromes situés dans l'épaisseur de la cicatrice. Là encore il ne faudra pas hésiter à pratiquer l'excision, puis à rechercher une réunion la plus prompte possible, par la suture intradermique.

On a pu se demander si elle ne rendrait pas des services dans le traitement de cette complication assez fréquente de la cicatrisation : la **chéloïde**.

Il ne faudra pas la confondre, qu'elle soit spontanée (chéloïde vraie) ou cicatricielle (fausse chéloïde), avec la cicatrice hypertrophique.

La chéloïde primitive et la chéloïde cicatricielle ont à peu près les mêmes signes cliniques sinon la même structure anatomique.

Jusqu'à présent, la chirurgie est assez désarmée devant cette affection. On a préconisé les scarifications : les résultats n'en sont pas bien brillants. Pendant notre stage à l'Antiquaille il y a trois ans, M. Rollet donna ses soins à un jeune homme qui, sur le point de se marier, demandait un traitement radical pour une chéloïde assez étendue. Elle siégeait sur la face antérieure du thorax. L'interrogatoire apprenait qu'elle avait succédé à une friction à l'huile de croton.

On pratiqua de nombreuses scarifications sans résultat. Le malade n'hésita pas à demander l'incision. M. Rollet enleva sur le tronc une longue bande de douze centimètres, large de un centimètre environ. La récidive survint rapidement.

Peut-être, dira-t-on, si la peau avait été suturée par le procédé que nous étudions, le résultat eût été différent. Les auteurs insistent, en effet, sur la nécessité d'une réunion prompte et parfaite avec minimum de cicatrice, soit lorsqu'on craint chez un prédisposé la transformation d'une cicatrice opératoire en chéloïde, soit lorsqu'on a traité la chéloïde comme une tumeur et qu'on a pratiqué l'excision. Incontestablement la suture intradermique remplit ces conditions.

Cependant notre observation XIX n'est pas de nature à confirmer la seconde partie de cette hypothèse optimiste. Il s'agissait d'une jeune fille opérée il y a trois mois d'adénite et de chéloïde cicatricielle. M. Curtillet pratiqua la suture intradermique. Le résultat immédiat fut excellent, la réunion parfaite. Mais elle nous a écrit dernièrement que la chéloïde avait récidivé.

Ce n'est certainement pas un résultat encourageant. Lorsque cette affection sera mieux connue, peut-être trouvera-t-on un traitement plus efficace que l'excision, si large soit-elle.

Notre chapitre clinique renferme une observation (obs. X) très intéressante : il s'agit d'un **hygroma chronique** du genou opéré par M. Rollet et chez lequel la suture intradermique a été pratiquée pour autre chose qu'une simple considération esthétique. On sait en effet que les cicatrices placées au niveau de zônes exposées aux pressions sont souvent douloureuses et peuvent être une gêne dans l'exercice d'une profession. Aussi certains chirurgiens préfèrent-ils d'autres incisions permettant d'éviter l'inconvénient qui peut résulter du siège de la cicatrice.

Coche a bien étudié cette question dans sa thèse inaugurale (1). Il distingue au point de vue opératoire l'hygroma chronique et l'hygroma suppuré.

Dans le traitement du premier, l'incision simple a eu de chauds partisans, même au début de l'antiseptie. Coche la condamne parce qu'elle porte sur le point le plus sujet aux frottements et aux chocs, causes de la tumeur initiale. Il adresse, à plus forte raison, le même reproche à l'incision cruciale.

Dans l'immense majorité des cas, en effet, les hygromas sont professionnels, la minorité est diathétique; l'incision cruciale ou médiane expose à des accidents qui peuvent exposer les malades à changer de profession, ce qui n'est pas toujours facile.

La thèse de Coche contient des faits assez probants : telle dame X..., opérée d'un hygroma, très pieuse, ne peut s'appuyer, à genou, que sur le membre sain.

La plupart des chirurgiens ont essayé d'y remédier : D. Mollière préconise une incision de deux centimètres de chaque côté de la tumeur; par ces incisions, il gratte les parois du kyste. Ce procédé donne peu de jour à l'opérateur et rend la dissection de la poche difficile.

Blanc (de Saint-Etienne) emploie une incision courbe à convexité supérieure.

---

(1) Coche. Des incisions opératoires sur le genou. Thèse de Lyon. 1895.

. Duchamp (de Saint-Etienne) une incision en fer à cheval à convexité supérieure.

L'observation de M. Rollet montre bien que la suture intradermique rend inutile toutes les incisions.

Au fait, dans le cas cité, le succès a été complet, et le malade, qui est manœuvre, peut subir des pressions fréquentes au niveau de sa rotule sans éprouver de douleur.

Notre maître nous a communiqué la photographie du genou opéré. Nous la reproduisons plus haut. Il est impossible de retrouver la place de l'incision médiane, bien que la photographie soit excellente.

Toutes ces considérations s'appliquent naturellement au coude, région éminemment exposée aux frottements et aux traumatismes, et où si souvent on rencontre par cela même l'hygroma.

Rappelons aussi que les incisions pour l'hygroma suppuré ne sont justiciables d'aucune suture et que le pansement à plat est le seul à employer.

Là ne se bornent pas les indications de la suture intradermique. Pozzi, le premier, a montré tout le parti esthétique que l'on pouvait en tirer dans la chirurgie abdominale. Ce chirurgien l'emploie toujours pour la suture cutanée de l'abdomen après la **laparotomie**, lorsqu'il s'agit d'une jeune femme. Il n'est pas douteux que l'assurance de n'avoir pas de cicatrice très apparente n'ait décidé beaucoup de femmes à l'intervention.

Si l'on veut avoir une idée de l'importance que quelques chirurgiens ont donné à la question de la cicatrice abdominale, il faut se rappeler les fameuses

séances de la Société de Chirurgie en 1891 où hysté-
rectomistes et laparotomistes défendaient ou atta-
quaient l'opération de Péan avec le même acharne-
ment (¹). Dans les conclusions du mémoire, Segond
faisait ressortir qu'un des principaux avantages de
l'opération de Péan était d'éviter tous les inconvénients de la cicatrice abdominale.

La valeur de cet argument fut bien discuté : Pozzi
la diminua singulièrement en perfectionnant les
sutures abdominales d'abord par les sutures à étages,
et surtout par l'application de la suture intradermique.
Cette nouvelle pratique permettait d'obtenir une excellente et solide réunion et une cicatrice bientôt invisible.

On pourra enfin l'employer (surtout chez la femme)
pour l'ablation des ganglions et des tumeurs bénignes que l'on rencontre dans la **région de l'aine.**

M. Severeanu a eu l'occasion d'opérer un kyste
sébacé, dont il a pratiqué l'ablation suivie de suture
intradermique (observ. XVIII).

---

(1) De l'hystérectomie vaginale pour le traitement des suppurations pelviennes.
In Bull. de Soc. de Chirurgie, 1890.

CONCLUSIONS

I. — La suture intradermique imaginée et pratiquée par Chassaignac sous le nom de
suture celluleuse ou sous-cutanée, il y a près
de cinquante ans, ainsi que nous l'avons
établi au cours de nos recherches biblio-
graphiques, a été dans ces dernières années
vulgarisée en France par MM. Pozzi et
Poncet qui lui donnent généralement la
préférence sur les autres modes de réunion
des plaies.

II. — Ainsi que l'ont bien montré dans un travail
récent MM. Rollet et Commandeur, cette
suture laisse le minimum de cicatrice.
Dans les régions découvertes : à la face, au
cou, à la partie supérieure de la poitrine,
etc.., elle a tout particulièrement sa raison
d'être, et dans ces régions elle mérite le
nom de *suture esthétique*.

III. — S'agit-il de prévenir une chéloïde, de rendre aussi peu apparente que possible une cicatrice dans des régions particulièrement exposées à des frottements, les coudes, les genoux par exemple, on devra encore recourir à la suture de Chassaignac.

IV. — Enfin il est maintes circonstances, où, sans être aussi nécessaire que dans les cas précédents, ce mode de réunion peut et doit être utilisé.

V. — A l'appui de notre opinion nous apportons vingt-quatre observations, dont vingt-et-une ont été recueillies à la Clinique chirurgicale, et pour la plupart ayant trait à des ablations de goîtres, de kystes, de ganglions cervicaux, de tumeurs faciales, etc...

Il nous eût été facile de multiplier ces observations, mais nous n'avons pas cru nécessaire d'en relater un plus grand nombre d'autant mieux qu'elles ont toutes entre elles les plus grandes analogies et que par l'une on apprend ce que doit-être l'autre.

VI. — Les deux éléments d'un succès constant sont, cela va sans dire, une aseptie parfaite, l'absence de toute suppuration, et enfin une technique opératoire dans les détails de laquelle nous sommes longuement entrés.

BIBLIOGRAPHIE

Chassaignac. — Suture sous-cutanée (Bull. de la Société de chirurgie 1851, séance du 20 août).

Nouveau procédé de suture pour la réunion des plaies.

Suture celluleuse ou sous-cutanée (Bulletin de thérapeutique, 1852).

Rigal. — De la suture élastique (Bull. de la Société de chirurgie, 1851).

Cucuel. — D'un nouveau moyen de suture (Gaz. médicale de Strasbourg, 1854).

Laget. — Un nouveau moyen de suture (Arch. de méd. navale, 1874).

Patron. — De la suture en général et de ses divers procédés (Thèse de Montp, 1875).

Boularan. — Essai historique sur les sutures (Thèse de Montp., 1879).

Degine. — Sutures élastiques (Bull. de l'Acad. roy. de Belg., 1884).

Reverdin. — Sutures perdues dans quelques opérations plastiques (Bull. suisse romande, 1888)

Kendal Franks. — On subcuticular suture (British. medical Journal; 1890).

Marcy. — On subcuticular suture (British medical Journal, 1890).

P. Segond. — De l'hystérectomie vaginale dans le traitement des suppurations péri-utérines (Bull. de la Société de chirurgie, 1891, page 153).

Raulin. — Etude critique sur le traitement chirurgical de la névralgie du trijumeau. (Thèse de Bordeaux, 1891).

Pozzi. — Un nouveau procédé de suture, suture intradermique. (Bull. de la Société de chirurgie, 1894).

Coche. — Des incision opératoires sur le genou. (Thèse de Lyon, 1895).

E. Rollet et Commandeur. — La suture intradermique. (Arch. provinciales de chirurgie, 1895).

Beck. — Un procédé permettant d'éviter les cicatrices consécutives aux interventions chirurgicales de la face et du cou.

E. Rollet. — Traitement des dacryocystites par l'extirpation du sac lacrymal. (Lyon-Médical, juin 1896).

A. Poncet. — Suture intradermique, Un point d'histoire chirurgicale. (Société de médecine de Lyon, séance du 1er juin, in Lyon-Médical, 1896).

Lyot. — Pathologie des cicatrices. (Traité de Delbet, 1896).

C. Gruescu. — Observationi clinice. (Clinica chirurgicala A D, Professor Dr. Severeanu, 1896).

Bérard. — Un point d'histoire chirurgicale. — De la suture intradermique ; suture de Chassaignac. (Bulletin-médical, juin 1896).

TABLE DES MATIÈRES